学婴语

读懂宝宝就这么简单

李娟 /主编

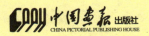

中国画报 出版社
CHINA PICTORIAL PUBLISHING HOUSE

图书在版编目(CIP)数据

学婴语,读懂宝宝就这么简单/李娟主编.—哈尔滨:黑龙江
科学技术出版社,2011.6
ISBN 978 - 7 - 5388 - 6700 - 8

Ⅰ.①学… Ⅱ.①李… Ⅲ.①婴幼儿—哺育—基本知
识 Ⅳ.①TS976.31

中国版本图书馆 CIP 数据核字(2011)第 108306 号

学婴语,读懂宝宝就这么简单

XUEYINGYU DUDONG BAOBAO JIU ZHE ME JIANDAN

作　　者　李　娟
责任编辑　回　博
封面设计　白冰设计
出　　版　黑龙江科学技术出版社
　　　　　(150001　哈尔滨市南岗区建设街 41 号)
电　　话　(0451)53642106　传真 53642143(发行部)
印　　刷　北京彩晔彩色印刷有限公司
发　　行　全国新华书店
开　　本　710×1000　1/16
印　　张　14.25
字　　数　170 千字
版　　次　2011 年 8 月第 1 版·2012 年 7 月第 4 次印刷
书　　号　ISBN 978 - 7 - 5388 - 6700 - 8/TS·432
定　　价　32.00 元

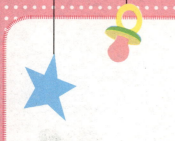
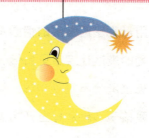
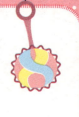

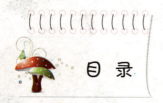

目 录

小习惯，大秘密，读懂宝宝如何去感知世界 ······ ▶ PART3

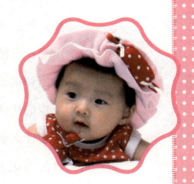

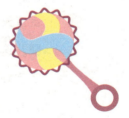

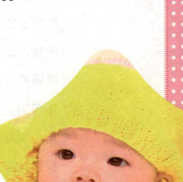

小细节，巧护理，最了不起的爱是读懂宝宝的生活 ▶PART6

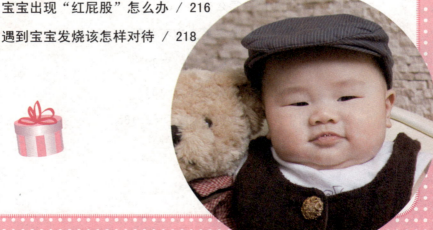

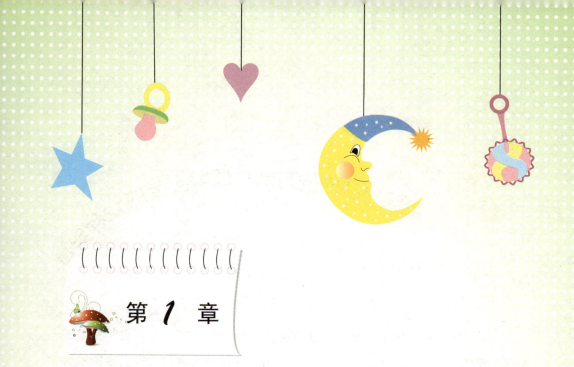

第 1 章

破译宝宝的语言密码，
培养宝宝的语言智能

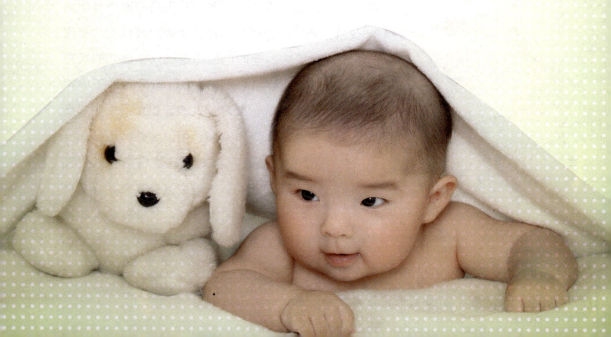

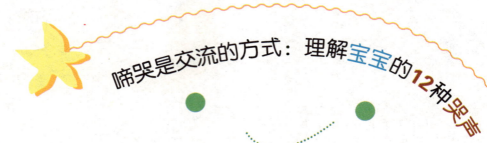

啼哭是交流的方式：理解宝宝的12种哭声

　　没有人喜欢听宝宝的哭声，然而啼哭是宝宝的本能。啼哭是宝宝与父母进行交流的方式，也是他要求父母给予关注的最有效的方式。宝宝啼哭的目的就是要别人对他做出回应。

　　听到宝宝的哭声，任何人都会紧张。听到宝宝的哭声，你的心率就会加快，血压就会升高，你可能就会产生烦躁不安的感觉。你大脑和身体里的每一个细胞都在叫喊："采取行动！赶快！"可是，你知道要采取什么行动吗？

　　宝宝的哭声可以告诉你他有什么需求，而且需求不同，哭声也就不同。研究婴儿哭声的科学家们利用精密的声音记录仪器把音高、音频和间歇长度等的细微变化都记录下来。他们已经确定：一个婴儿的哭声不是单纯的一种声音，而是几种不同声音的组合。虽然婴儿表示饥饿、生气或痛苦的基本哭声有某种相似之处，但是每一个婴儿的哭声都有自己的特点，通过婴儿的哭声就可以把他们区分开来。

　　多数情况下，宝宝一哭，父母就能准确地知道他需要什么。我和我的妻子有一次去探望我们的朋友。他们的儿子有3个月大，是个安静、温顺、爱微笑的孩子。可是我们到那儿大约1个小时以后，宝宝就开始哭了起来。宝宝的妈妈立刻就说："他饿了。"话还没有说完，就去冲宝宝奶粉了。3分钟后，宝宝躺在他父亲的怀抱里，高兴地咕嘟咕嘟喝着奶瓶里的奶。

一般来说，新生儿的父母在几星期内就能通过宝宝的哭声准确无误地判断出他的需求。他们渐渐地就能识别宝宝的不同哭声，并且还利用视觉信号去"解读宝宝的思想"，当然，宝宝什么时候有什么样的需求，他们都很清楚。

一个宝宝可以发出多种不同的哭声，最多时可达12种。虽然宝宝与宝宝之间的哭声存在某些差异，但是下列10种哭声的含义具有一定的代表性。

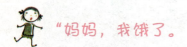

"妈妈，我饿了。"

这种哭声带有乞求，由小变大，很有节奏，不急不缓，当妈妈用手指触碰宝宝面颊时，宝宝会立即转过头来，并有吸吮动作；若把手拿开，不给喂哺，宝宝哭得会更厉害。一旦喂奶，哭声戛然而止。宝宝吃饱后绝不再哭，还会露出笑容。

掌握宝宝最后一次吃奶的时间，你就能断定你听到的是不是表示饥饿的哭声。不过，有时父母在喂奶后不久就又听到这种哭声，他们感到非常惊讶。如果宝宝很小，你最好按时给孩子喂奶。如果你是母乳喂养，而且你的孩子似乎总是吃不饱，那你就应该找儿科医生检查一下。如果你的宝宝是用奶粉或牛奶喂养，而且每次都喝不完，那你就该检查一下，是不是因为奶嘴儿上的洞眼太小，宝宝喝奶时很费力。

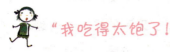

"我吃得太饱了！"

宝宝因为饥饿而啼哭是最常见的现象，父母对宝宝的嚎啕大哭的第一反应常常就是给宝宝喂食。宝宝6～8周以前还不懂得按时吃奶，而且每次都会把瓶里的奶吸吮干净，因而有时难免吃得过饱，记住这一点非常重要。有的时候，对大一点的宝宝来说，啼哭的原因不是饥饿，而是需要奶瓶或奶嘴儿来安慰自己。但是，宝宝的胃很小，消化系统也不健全，他们如果吃得过多，可能就会往外吐并又开始哭闹。哭声尖锐，两腿屈曲乱蹬，向外溢奶或吐奶。若把宝宝腹部贴着妈妈胸部抱起来，哭声会加剧，甚至呕吐。如果宝宝吐的东西很多，并在喂食后不久开始哭闹，这就表明宝宝需要少食多餐。过饱性啼哭不必哄，哭可加快消化，但要注意溢奶。

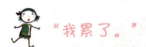

"我累了。"

宝宝困了或累了的时候，除了啼哭，可能还表现出烦躁的样子。这时的哭声的音调和音高起伏不定，没有节奏。宝宝也会发出其他非声音信号。他可能拍打耳朵、吸吮手指或者揉搓双眼。想睡觉的时候，宝宝可能不愿意被人打扰，不愿意和你玩耍，而且通常把头转向一边。如果你想用其他方法安慰他，他可能变得更加焦躁不安，因为他只想睡觉。宝宝睡眠有了一定规律以后，你就能识别这些信号，就知道他是累了，就知道他只是想单独呆着。如果没有受到干扰，大

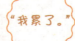

"我累了。"

多数宝宝哭5～10分钟就能睡着。

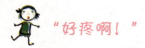
"好疼啊！"

无论是因为身体表面某个部位疼，还是因为身体内部某个部位疼，婴儿的哭声几乎是相同的。这种哭声很突然，没有任何前奏，而且很响亮、很尖厉。婴儿疼痛的时候，哭声持续的时间很长，停顿的时间也很长，好像他在喘气。然后他又开始哭，此时他的体态也能表明他确实出了问题：他身体紧张，四肢收缩，嘴巴大张，脸上流露出不舒服的表情。

你首先要做的就是检查引起疼痛的外部原因，是不是拉链夹住了脚趾或手指？是不是出疹子了？是不是衣服太紧了？通常情况下，你要把孩子的衣服全部脱掉，检查一切是否正常。

当然，体内的疼痛更难判断，可能是耳朵发炎，也可能是嗓子痛，或者胃痛，等等。

如果这种哭声持续不停，你当然就要给儿科医生打电话。你也要把宝宝想告诉你的情况转告给医生。宝宝疼痛时还会出现某些生理现象：皮肤发红、肿胀，不让触摸，发热，大便不正常（颜色或气味发生变化），呕吐，呼吸急促、困难，等等。

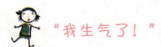
"我生气了！"

宝宝在感到疲倦或被刺激过度的时候，就会生气，这和成年人是一样的。这种哭声通常很长，平时有效的抚慰方法此时难以奏效。无论在白天或在晚上，睡觉前宝宝常常会发出这样的哭声。你尝试几种抚慰的方法之后，就让他单独呆几分钟，啼哭可能是他放松的一种方式，过一会儿，他就会安静下来了。宝宝安静下来后，就可能接受你的抚摸，接受奶瓶或奶嘴带来的安慰。

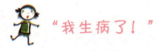 **"我生病了！"**

这种哭声可能从鼻腔发出来，听起来很烦躁，和疼痛时发出的哭声很相似，但比较低沉。宝宝可能面色潮红、身体发热。如果宝宝持续发热或者出现其他症状，你就要向儿科医生请教。

 "给我换尿布！"

一次性尿布尿湿了，许多婴儿就会觉得不舒服，有些可能嚎啕大哭，好像他们有什么地方很疼痛一样。当然，有时候尿液刺激疹子，宝宝会觉得很痛。听到宝宝啼哭，大多数父母首先要做的一件事就是检查尿布。

 "我害怕！"

因恐惧而发出的哭声往往很突然，这种哭声很大而且尖利，随后宝宝就大口喘气。有些宝宝对声音、温度比较敏感，比其他宝宝更容易受惊吓。这种哭声通常会突然开始，也会突然停止。

 "我太失望了！"

不同的婴儿有不同程度的失望感受，这和成年人是一样的。有些宝宝非常容易感到失望，而且还让你知道他们有这种感受。不同的婴儿生气的原因也不相同：有的是因为头被上衣罩住了，有的是因为橡皮奶头从嘴里掉出来了，而有的仅仅是因为不愿意戴帽子。婴儿的面部表情和身体动作也会表明他是因失望或生气而啼哭。他的嘴巴做出咆哮时的样子，他的后背弓起或者脸转向一边，以此来表明他不喜欢你做的事情。通常这种啼哭的时间不长，使他失望的原因一消失，哭声也就停止了。

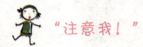

"注意我！"

　　婴儿并不是要想方设法操纵我们，只是要他所需要的东西。婴儿因厌烦或寂寞而啼哭时，只是想让自己的某种愿望得到满足。一旦明白宝宝想对你说什么，你就可以选择最佳的途径来满足他的需求。

　　如果经过几次试验，你的直觉都得到了证实，那你就能够找到回应宝宝哭声的最合适的方法。不过，如果宝宝哭的次数太多，你确实不知道用什么方法来安慰他，情况就不一样了。究竟有没有必要超越直觉去分析宝宝哭声的含义，判断的方法很简单：你必须在90秒的时间里对宝宝做出反应，并且在10分钟内使宝宝安静下来。我为什么说要用90秒的时间呢？因为研究表明，对宝宝的哭声回应得越快，你让他（6个月以下）安静下来所用的时间就越少。至少有一项研究表明，如果成年人在90秒的时间内未与宝宝接触，那么让宝宝安静下来的时间将增加2～4倍。

　　10分钟法则是直觉的产物，而不是研究的结果。正常情况下，婴儿哭的时间长短有很大差异。宝宝一天哭3个小时仍然属正常范围。但是，我认为，我看任何人也会这样认为，如果宝宝在怀里哭上10分钟，啼哭的时间就太长了。你如果在10分钟内与宝宝接触的话，就应该能找到一些基本的方法抚慰他，就应该能够消除他的烦恼。如果发现你或看管孩子的人无法在10分钟内让宝宝安静下来，那么你和宝宝之间的沟通肯定存在问题。因此，建议你对宝宝啼哭进行更仔细的观察。

　　研究宝宝哭声的含义无疑会有助于你与

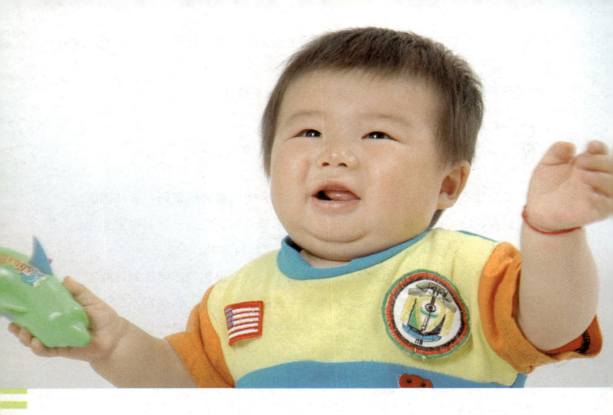

他建立更密切的关系。这样做能够使宝宝产生一种安全感，能够使他觉得自己的需求得到了满足，而且能够让你更自信，让你对宝宝的这种秘密语言更加敏感。但是，你也不要对自己有太高的期望。多项研究表明，至少有4/5的宝宝每天啼哭15分钟至1个小时，啼哭的原因不明。这种啼哭通常在晚上出现，或许是因为宝宝白天过分激动，到了晚上就疲倦了；或许是因为大多数父母在这个时间段都很忙碌，而宝宝想引起父母的注意。有些宝宝哭着入睡，这只是他对疲倦的一种反应，对此你确实不需要做什么。宝宝之所以啼哭，原因很多，或许根本没有任何原因，但是，可以肯定，7～8个月以后，宝宝就会找到不同的方式与你交流。

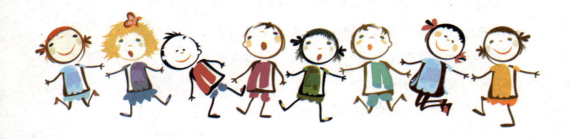

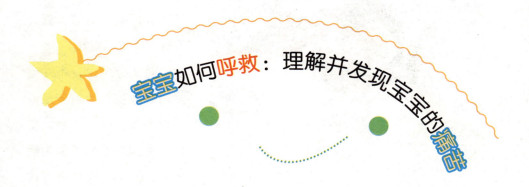

 理解宝宝的痛苦

任何父母都宁愿自己受十倍的苦，也不愿意看到自己的孩子受一点点苦。当然，痛苦有时可能使孩子增进健康，例如给孩子打防疫针就有这样的作用，而且痛苦也是孩子最好的老师。如果你的孩子触摸到发烫的咖啡杯，烫痛了手，或在高椅子上摇晃，摔了下来，摔痛了头，那他很可能就不会再做这样的事了。

但是，有时候不管尽多大的努力，我们也很难找出病痛或伤痛的真正原因。长期的疼痛会影响孩子疾病治疗的速度，会影响他的睡眠和食欲，会影响他与其他孩子或成年人之间的正常关系，会妨碍你去激励孩子，结果会减缓孩子生长发育的速度。

有些人认为，孩子的疼痛感和成年人不一样，理由是孩子的神经系统没有我们成年人的神经系统那么发达，因而没有那么敏感。但是，实际上我们有理由相信，情况正好相反：和成年人相比，宝宝的疼痛感更强烈。由于宝宝的神经系统尚未发育健全，而且认知能力尚未形成，所以宝宝忍受疼痛的能力不如我们成年人强。更让人不安的是，近来的一些研究表明，孩子在宝宝时期经受的痛苦越多，他长大以后可能对痛苦就越敏感。

在克服疼痛方面，你现在给宝宝的帮助越多，将来对他的好处就越大。

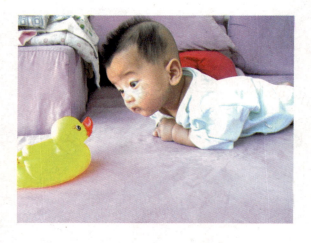

你如果懂得宝宝表达疼痛和不安的秘密方式，就会在这方面做得更好。

对父母来说，不知道如何解除孩子的痛苦是最头疼的事。幸运的是，使孩子感到痛苦的因素为数不多，而且，你如果对孩子的秘密语言比较敏感的话，就有可能很快找出导致孩子疼痛的原因。

你首先要找到引起疼痛的原因。接下来，你应该查看一下宝宝的全身，看看有无红肿。虽然宝宝常见的皮疹至少有8种，尿布引起的皮疹算不了什么，但这种皮疹常常是造成宝宝疼痛的原因之一。有些皮疹看上去很可怕，但对宝宝的影响不大。有些皮疹可能使宝宝感到很疼，尤其是沾上尿液以后。

宝宝感到疼痛的时候，一般情况下，你会发现他的睡眠和饮食习惯在那一两天里都不同于往常。当然，如果宝宝发热，大便异常（气味或颜色有变化），呕吐或回呕的次数比平时多，或者呼吸急促、气粗，那么你就可以立即断定孩子生病了。

你如果觉得宝宝什么地方疼痛，那就应该立即带孩子去看儿科医生。你对儿科医生讲得越详细，医生给出的治疗方法就越准确。把你看到、听到、触摸到和闻到的一切情况都记录下来。你要记住，在解读宝宝的秘密语言的时候，所有的感官都得用上。

 帮助宝宝消除慢性疼痛

你的宝宝如果被迫在医院里呆的时间很长，就必然会产生急性的或慢性的疼痛。随着医疗技术的提高，越来越多的宝宝得到了救治，摆脱了多种疾病的痛苦，而这些疾病在10年前还是致命的。虽然医疗技术有了惊人的进步，但是医疗过程也能给宝宝带来长时间的疼痛和不适。在你的宝宝得了重病需要手术或延长住院时间的时候，如果你了解到医生们在理解宝宝的秘密语言方面也取得了很大进展，你或许会感到一些安慰。

疼痛可以用几种方法来划分等级，这些方法同样适用于肉眼观察和医疗检测，医护人员用这些方法来衡量宝宝疼痛的程度。准确地衡量宝宝疼痛的程度非常重要，因为，医护人员希望用足够的药量给你的宝宝消除疼痛，同时又不想使他用药过量。止痛药使用过量可能会影响宝宝康复的速度，在有些情况下，用药过量本身就可能存在风险。

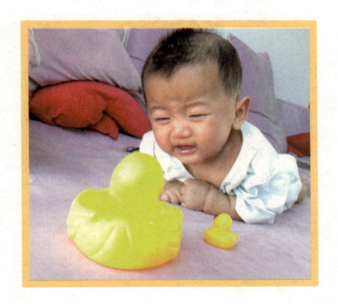

术后疼痛五项检测法（CRIES）就是一种检测疼痛的方法。医护人员用这种方法来确定五项参数：C——啼哭反应；R——需要输氧；I——出现重要信号（血压、心率）；E——表情；S——睡眠。宝宝的得分（0~10分）与其前一小时的得分进行比较，分值增加表明疼痛加剧。

你自己进行观察时，上述五项参数选用三项即可。

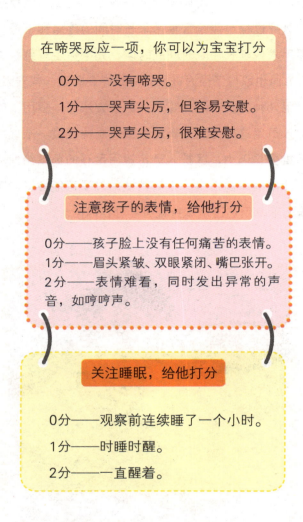

在啼哭反应一项，你可以为宝宝打分

0分——没有啼哭。

1分——哭声尖厉，但容易安慰。

2分——哭声尖厉，很难安慰。

注意孩子的表情，给他打分

0分——孩子脸上没有任何痛苦的表情。
1分——眉头紧皱、双眼紧闭、嘴巴张开。
2分——表情难看，同时发出异常的声音，如哼哼声。

关注睡眠，给他打分

0分——观察前连续睡了一个小时。

1分——时睡时醒。

2分——一直醒着。

医护人员可能还要测量宝宝吸氧量降低和血压上升的幅度，即便你没有检测仪器，没有受过医疗培训，你也可以根据上述三项得分（最高得分6分）比较准确地判断出宝宝的疼痛程度。在宝宝做完手术或接受其他治疗后离开医院的时候，你一定要向医生了解一下，你的宝宝表达疼痛的方式是什么？孩子疼痛时你应该怎么办？

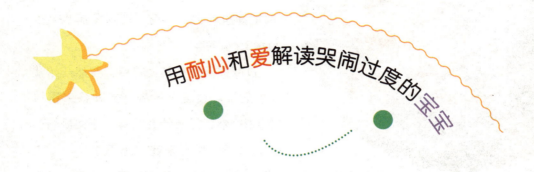

用**耐心**和**爱**解读哭闹过度的宝宝

　　许多初次做父母的人都身心疲惫地面对每一天，他们不明白的是，能给他们带来那么多乐趣的宝宝同样也能把他们推向精神崩溃的边缘。

　　宝宝哭闹从来都是令人心烦的事，但是有些小宝宝哭声特别大、特别尖。怀孕时的轻度营养不良或毒血症能使宝宝的哭叫声的频率达到七八百赫兹，而正常的只有三四百赫兹。有些宝宝的哭声高达80分贝（气锤工作时附近的噪音约为100分贝）。与正常的宝宝相比，早产或发育迟缓的宝宝的哭声可能更大、更尖、更没有节奏，而且这些宝宝的哭声更刺耳。不幸的是，哭声大而且刺耳的宝宝患病的可能性更大，事实也的确如此。

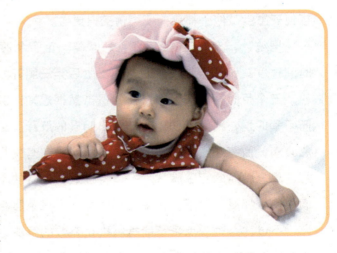

　　20%～25%的孩子常常在患急腹痛的时候有过度哭闹的现象，而且这种现象每年使美国70多万个家庭受到影响。大多数儿科医生使用"三字法则"来定义宝宝过度哭闹的现象：宝宝每天哭闹超过3小时；宝宝每周

至少有3天出现过度哭闹现象；其他方面都很健康的宝宝具有上述现象而且至少持续3个星期。

过度哭闹还有其他特点，突然开始就是其中之一。过度哭闹的特点就是来得特别快、特别突然，没有什么前奏。让父母们更伤脑筋的是，孩子一哭起来就"止不住"，没完没了哭个不停。有些父母形容自己的孩子"发病"了。还有些父母说，他们的孩子似乎总处在痛苦之中。

宝宝在过度哭闹期间，除了哭闹，还表现出其他明显的生理特征。他的腹部发硬，双拳紧攥，双腿和双膝弯曲收缩。许多宝宝在哭闹时，好像憋着气，脸发红，脚发凉，嘴唇四周可能发白。

可是最令人头疼的就是，无法让过度哭闹期间的宝宝安静下来。那些最有爱心、最有耐心的父母都说，他们似乎找不到任何方法使孩子安静下来，对宝宝的每一次哭闹，他们似乎都只能听之任之。对有些宝宝来说，任何安慰尝试似乎都只能使事情变得更遭。

据统计，有1/5的宝宝患有急腹痛。宝宝急腹痛的表现是无缘无故长时间过度哭闹。这种现象通常在出生后第三周开始，第六周最为严重，第四、五个月时开始明显缓解。父母当然很想知道宝宝患急腹痛的原因，然而不幸的是，科学家们还不能做出明确的解释。至于为什么有些宝宝易患急腹痛，而有些宝宝则没有这种症状，肯定有生物因素在起作用。我们认为，患急腹痛的宝宝脾气不好，特别是对自身的不适，对周围的环境，他们的反应都更为敏感。许多儿科医生认为患急腹痛的宝宝消化系统发育不良，不过，这种观点也不能提供真正有效的解决方法。让宝宝食用大豆为主料的奶粉通常是首选方法，但这种方法只对少数宝宝起作用。

有些人把宝宝的急腹痛和成人的头痛进行比较。你头痛的时候，太阳穴、眼睛周围、后脑勺和前额都感到疼痛，你把所有这些不适统称为一种疾病——头痛。同急腹症的情况一样，引起头痛的原因也有许多，如持续的噪音、饥饿、睡眠不足等。现在，我们已经知道有些人更容易患头痛病，尽管我们并不知道其中的原因。通常情况下，头痛病可以靠各种止痛药很快得到缓解，但是与头痛病不同，急腹症对药物的反应不明显，因而很少采用药物治疗。

最令人头痛的一点就是，急腹症给宝宝的父母造成了严重影响。患急腹症的宝宝给父母带来的负面影响是多方面的：情绪低落，行为失当，给宝宝喂食过多或过少等。父母焦躁不安的情绪和行为可能使宝宝的情况变得更遭。事实上，宝宝可能在4个月大的时候，一般情况在6个月大的时候，就会度过过度哭闹的阶段，但这一事实并不能使大多数父母感到安慰。

解决宝宝过度哭闹的最佳方法是，既要减少宝宝的不适，又要提高父母解决问题的能力。使宝宝安静下来的方法有十几种，即便是最闹腾的宝宝，通常也有一两种方法能起作用。下面是几种最常用的方法。

 有节奏地摇晃

无论是抱在怀里，还是放在推车或摇篮里，大多数宝宝对摇晃都会做出良好的反应。很快你就会注意到，宝宝有自己喜欢的节奏，有些宝宝喜欢晃得慢一些，有的喜欢晃得快一些（但不要摇晃得过于猛烈，因为宝宝和成年人一样，头颈部也会受伤）。有些母亲发现，左右摇晃会使宝宝感到兴奋，前后摇晃会使宝宝安静下来。不过，每一个父母都应当寻求最适合自己孩子的方式。

 用襁褓包裹

用毯子将你的宝宝裹紧，这样做会使宝宝感到很舒服，这可能会使他们产生回到了舒适温暖的子宫里的感觉。

用温水沐浴

用温水洗澡对某些宝宝可能有作用，对另一些宝宝则不然。有些宝宝一进澡盆就变得更加焦躁不安，这种情况你很快就能发现。应该记住的是，你要让宝宝一点一点慢慢地进入温水盆，首先用手往他身上撩些水，然后再逐渐让他的双脚、双腿和身躯进入水中。你那安详的声音和平稳的双手会使你的宝宝感觉到，洗澡是一种舒服的经历。

 ### 使用令人愉悦的气味

据说某些气味，特别是熏衣草和黄春菊的气味，能给宝宝带来安慰。由于宝宝的嗅觉在出生时已经发育成熟，因此他会对强烈的气味做出反应，这一点与成年人很相似。在欧洲的某些国家，母亲们常常把熏衣草和香料混在一起放在宝宝的房间里，以促进宝宝睡眠。最近几年，一些化妆品公司生产了特殊香味的宝宝沐浴露，据说这些沐浴露能使宝宝感到安慰。如果你的宝宝还不到3个月，那你每天就使用同一种香皂、香波或香水。这些气味和你自然的体味结合在一起的气味，就是你的宝宝能够识别并且喜欢闻的气味。

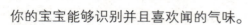

 ### 坐车兜风

许多父母告诉我，他们的宝宝只有在坐宝宝车或小汽车兜风的时候才会安静下来。有些人建议使用一种叫做"睡得香"（消除急腹痛）的装置，这个装置和宝宝床连在一起的时候，就能产生一种与坐汽车相类似的运动感觉。

唱歌

怀里抱着哇哇大哭的宝宝的时候，你可能没有唱歌的情绪，但你还要试着唱。因为，实际上在任何文化背景里，人们都会给宝宝吟唱轻柔优美的歌曲，宝宝也喜欢这样的歌曲。找一首你的宝宝似乎感兴趣的歌，并且一遍又一遍地反复吟唱。你要记住，宝宝喜欢重复。

有节奏的声音

像吸尘器、洗衣机这类机器发出的声响似乎也能够使某些宝宝安静下来。如果你不想整天开着这些机器，那你就去买一些宝宝喜欢的声音的录音带，或者把这些声音录下来，放给宝宝听。

给宝宝做按摩

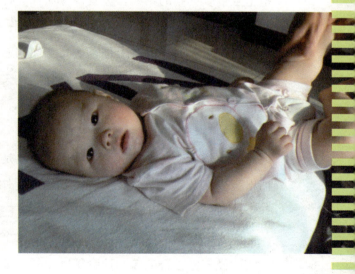

给宝宝做按摩是与宝宝进行交流的最有效的途径之一，同时也是安慰宝宝的好方法。然而，就像其他方法一样，这种方法也不是对所有的宝宝都起作用。有些宝宝对触摸过于敏感，给他们按摩，他们会哭闹得更厉害。

总而言之，你要不断地去尝试。你可能会产生这样的怀疑：你的努力会不会对宝宝产生作用。这只是你的主观感觉，不要让这种感觉成为你与孩子用秘密语言进行交流的障碍。研究表明，过度哭闹的宝宝的父母常常过分夸大了宝宝哭闹的程度，过分低估了自己安慰宝宝的能力。我们将会发现，对宝宝的哭闹进行细心的观察，并把哭闹过程准确地记录下来，这样做会帮助你弄清楚，哪些方法起作用，哪些方法不起作用。

宝宝哭闹究竟到了什么程度？

要想为过度哭闹的宝宝提供帮助，首先要搞清楚宝宝哭闹的习惯，心理学家把这种方法称为基线测定法。搞清楚宝宝哭闹的习惯是缓解宝宝哭闹的一个重要起点。这种方法可以告诉你，宝宝哭闹的程度是不是真的有你想象得那么严重，还可以帮助你了解宝宝最有可能在什么时间哭闹，使你能对似乎不可预测的事件进行预测。通常情况下，宝宝大多在用餐的时候哭闹，尤其在下午五六点钟用晚餐的时候。他们往往在晚上或夜间哭闹得比较厉害。清楚宝宝可能在什么时候哭闹会有助于你提前作好准备。

许多父母还发现，回顾宝宝作息时间对他们很有帮助。有的时候，喂奶次数增加，哭闹次数就减少。宝宝可能也需要调整睡眠时间。要想搞清楚宝宝过度哭闹的秘密，你就得像侦探一样仔细观察。宝宝对不同的睡眠时间有没有反应？他在什么地方睡得最安稳？你的情绪对他有没有影响？

想一想你们夫妻二人是否得到了你们所需要的支持。那些能够成功地帮助父母缓解宝宝哭闹的方案特别强调，夫妻双方要相互支持，要避免出现情绪低落、性情焦躁、睡眠不足等问题，否则会使事情变得更遭。

你如果有一个爱哭闹的宝宝，那就请一些信得过的朋友和家人帮你定期照看孩子，或帮你做饭、做家务。你要是整天陪伴孩子，那你就得每天抽出至少30分钟到一个小时的时间独自到外面去放松一下，你们夫妻二人至少每周一次，花点时间坐在一起畅想一下家庭的未来。

你要记住，你的宝宝目前正在经历一个困难的时期。不久他就会有更多的途径与你进行交流。他会茁壮成长，会表达他对你的一片真情。他会用一千种方式对你说："感谢父母的耐心。"

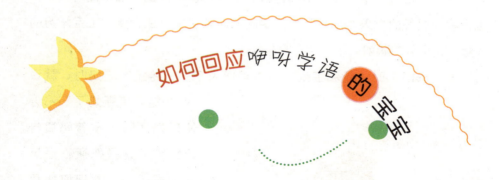

如何回应咿呀学语的宝宝

一般来说，宝宝第一次咿呀学语发生在2～3个月大时，这时候宝宝开始唧唧咕咕地发出一些声音来。有时候你学着他咿咿呀呀，是对宝宝最大的赞扬，会激起宝宝更大的兴趣，令他继续尝试发声。而爸爸妈妈正常的发音也必不可少，正是这种不停的"输入"，才提供了机会让宝宝学习大人的说话方式。

要吸引宝宝的注意力，就要放慢语速、提高声调，并采用夸张的语气说出或重复说出一些简短的词语或句子。

一边做事情一边讲给宝宝听，比如要出门时对宝宝说"戴上帽子，我们要出门啦。"

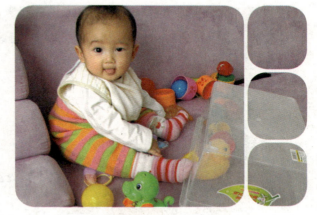

4个月以后，婴儿进入了连续音节阶段。妈妈可以明显地感觉到，宝宝发音增多，尤其在高兴时更明显，可发出如ha—ha、da—da、mou—mou等声音，但还没有具体的指向，属于自言自语，咿呀不停。

教婴儿语言，应该从宝宝生下来就开始，但从4个月以后，应该加强语言训练。日常生活中一点一滴都能够教宝宝语言，即使不准备任何教具，也会收到很好的效果。用日常生活中的东西教宝宝，还会增加宝宝学习的兴趣，这样教，妈妈轻松，宝宝也轻松。

当爸爸回来时，就和宝宝说"爸爸回来了"；给宝宝吃奶时，就说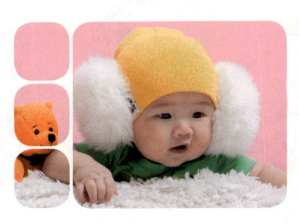"妈妈给宝宝喂奶了"；当使用奶瓶时，拿着奶瓶告诉宝宝"这是奶瓶，是用玻璃做的"，并把奶瓶放在宝宝手里，让宝宝感受一下，奶瓶是什么样的，玻璃是什么样的。

如果宝宝不经意发出"妈妈"的音节，就要马上亲吻宝宝，并称赞"宝宝会叫妈妈了，妈妈可真高兴"。尽管宝宝还没有意识到他发出的声音，就是在呼唤妈妈，但随着妈妈不断强化"妈妈"，不断和宝宝说"妈妈要给你吃奶了""妈妈要给你洗澡了"，等等，宝宝就会把"妈妈"这个音和妈妈这个人结合起来，就会有意识地喊妈妈了。这需要一段很长的时间，可宝宝就是这样学习语言的。

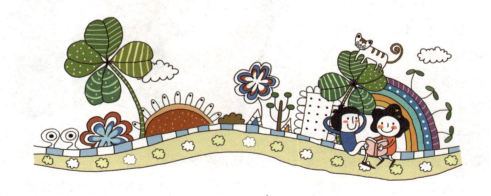

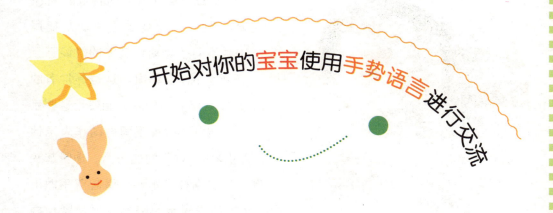

开始对你的**宝宝**使用**手势语言**进行交流

如果你的宝宝有8～9个月大，那么他已经开始用手势语言与你进行交流。你只需对此稍加注意即可。

9～14个月的宝宝已经会使用多种手势。其中有些手势是宝宝自己编造的，有些手势则是大多数孩子通用的，因而更容易理解。我把这些手势叫做"模仿性"手势，因为这些手势就是对词语所表达的动作的简单模仿。

学习爬行能使宝宝激动，能激励宝宝学习走路，同样的道理，宝宝意识到自己能用手势进行交流以后，就会想方设法去寻找更好的交流途径。研究人员告诉我们，如果父母有意识地用手势与婴幼儿进行交流，那么这样的婴幼儿学习用词语交流的时间往往早于其他儿童。

用宝宝自造的手势与宝宝进行交流是用手势语言交流的最后阶段。学习手势语言往往能加速孩子说话的进程，不会对语言学习造成任何障碍。

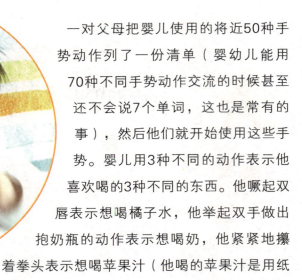

一对父母把婴儿使用的将近50种手势动作列了一份清单（婴幼儿能用70种不同手势动作交流的时候甚至还不会说7个单词，这也是常有的事），然后他们就开始使用这些手势。婴儿用3种不同的动作表示他喜欢喝的3种不同的东西。他噘起双唇表示想喝橘子水，他举起双手做出抱奶瓶的动作表示想喝奶，他紧紧地攥着拳头表示想喝苹果汁（他喝的苹果汁是用纸盒装的，喝完以后，他就用手把盒子压扁）。每当这时，他妈妈就说："渴啦，宝贝？你想喝点东西？"接着她会进一步问："喝牛奶，怎么样？"同时做出宝宝想喝奶的动作，当她继续问"喝橘子水，怎么样？"时就噘起双唇，当她问到"喝苹果汁，怎么样？"时就紧紧地攥拳。这个新游戏使宝宝特别高兴。他把手攥成小拳头。"是想喝苹果汁"。他妈妈兴奋地说道，同时也把自己的手攥成拳头。这个时候，他们再进行真正的交流。

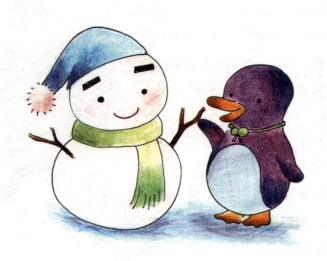

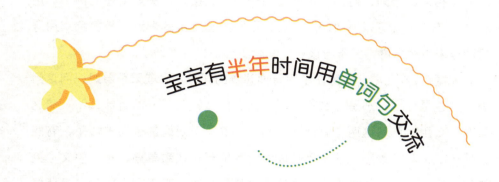

宝宝有半年时间用单词句交流

　　宝宝学会了称呼妈妈之后，几乎有半年时间停留在单词句的水平上。这时有人称之为"沉默期"。这时宝宝在积累词汇，是一个量变的过程。比如这时他说"干"表示"我要吃饼干"，说"蕉"表示"我要吃香蕉"，但有时会出现让人误解的情况。例如有一次，妈妈带宝宝上街买了许多吃的东西回家，宝宝指着饼干说"要"，妈妈以为宝宝要吃饼干，把饼干递给宝宝。宝宝很生气，把饼干扔在地上。妈妈也觉得宝宝太不知好歹，明明伸手去要，给他他又把饼干扔在地上，差一点打他一个巴掌。好在她想起来，前两天宝宝刚刚学会了撕开纸包，妈妈马上把一个未打开的纸包递过去，宝宝高兴地拿着纸包翻来覆去、想方设法打开。如果妈妈真的打宝宝一个巴掌，宝宝会反抗，大吵大闹，以后也不会听妈妈的话了。所以在宝宝说单词句期间，互相了解最重要，因为宝宝的词汇量有限，不容易把自己的意愿表达清楚，妈妈应鼓励宝宝用身体语言加上单词句来表达清楚一些。妈妈可用手势问话，让宝宝也用动作回答，妈妈也可以帮助他把话说出来。经过多次的互相连比带划，妈妈把这件事用一个字说出来，例如上述的例子，用一个"开"字就可以解决问题。经过不断丰富宝宝的词汇，培养宝宝用身体动作来表达意愿，父母与孩子之间就更容易相互沟通了。

大概在2岁之后，宝宝在学习背诵儿歌的同时，会成天跟着妈妈问这问那，"这是什么？那是什么？""里面有什么？""上面有什么？""这又有什么用？""这两个有什么不同？"等等，妈妈都被问得烦了，有些父母干脆把孩子轰走。这个年龄段的宝宝能记忆大量单词，不论中文、英文的单词他都能记住。就连有些外文系的同学也自叹不如，因为自己背单词十分费劲，而两三岁的宝宝学得很轻松。在这个"词饥"的阶段，宝宝们如饥似渴地想知道物名、动作的名称、事物间的关系，他要比一比哪一个大些、哪一个长些、哪一个更有用、哪两件能同时用等。意大利的儿童教育家蒙台梭利形容此时期的儿童，如同海绵吸水那样去吸取知识。有了大量词汇，宝宝才有可能开口说话，而且词汇量大，才便于宝宝分类。所以妈妈无论多忙都要抽出时间给宝宝练习词汇，同他一起比较，同他一起分类。例如茶余饭后同宝宝做游戏，让他听好"找出什么不能吃：苹果、桃子、桌子、梨、葡萄"，妈妈一面说一面数手指，宝宝会马上抓住中指，挑出"桌子"不能吃。又如"什么车不能跑：风车、汽车、马车、自行车、火车"，宝宝抓住大拇指，说"风车"不能跑。这种分类练习一方面能锻炼宝宝敏捷的思维能力，另一方面能让宝宝集中注意力听妈妈讲话，让宝宝习惯注意听讲。边听边想，才能直接启迪宝宝的思维发展。

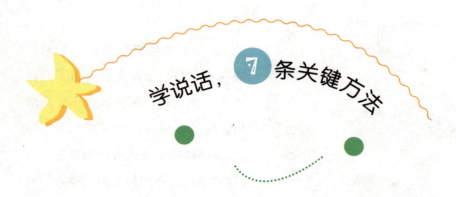

学说话，**7**条关键方法

诉说生命的欣喜

八九个月左右，孩子开始用语言表达自己。高兴了、新奇了、疑惑了，都要咿咿呀呀说上半天，这是他最快乐的事情之一。

慢慢地，孩子能发出的音越来越多。最初是叠音，"爸爸""妈妈""弟弟""泡泡"，逐渐地，一些简单的音节也可以发，比如"蜘蛛""萝卜""核桃"等，不管你说什么，孩子都乐于模仿。

及时回应，不停交流

对于这个时期的孩子来说，最幸福的事情莫过于父母目不转睛地看着自己的眼睛，轻声细语地跟自己交流。你眼前的这个小人儿可是真的很敏感，父母要表情丰富、热情地予以回应。让孩子意识到：我能发音了，我的父母为我感到骄傲！我说的，父母都能听懂。这会激发孩子更好地发音。

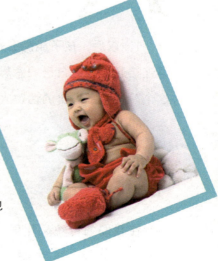

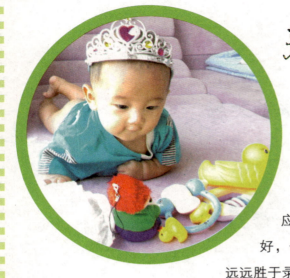

大声为孩子歌唱吧

孩子天生都喜欢音乐，如果歌声来自父母，那就更会让孩子兴奋不已。试试吧，为你的孩子大声歌唱，你的宝贝一定会高兴起来！他会不停地踢腿来表达自己的兴奋，回应着你的歌声。不用担心你的嗓音不够好，你的声音对孩子来说是独一无二的，远远胜于录音机里的声音。

给孩子一个小小麦克风

给孩子一个小小的麦克风也是一个不错的主意，这会让孩子更好地意识到自己能够发出声音，而且，自己的声音还可以通过这个小小的麦克风传出去！当然，麦克风的声音不要太大，不要吓着这位可爱的小小演说家！

我来表达你来猜

1岁以后，孩子能说出的词语越来越多。慢慢地，他会把几个简单的词语连接起来表达自己的意思。句子很简短，或许只有父母能明白。因此，这个阶段宝宝说出的话，大多需要结合语境进行"翻译"，有时猜上半天才能明白。

朗诵诗歌

在我们的传统文化里，有很多脍炙人口的诗歌，句子简短有力，读上去朗朗上口，适合这个时期的孩子。他们对有韵律的语言超乎寻常地喜欢，父母抑扬顿挫的声音一定会激发孩子的热情，刚开始他能接上最后几个字，慢慢地，孩子就能摇头晃脑学着你的样子读起来了。

说出来

随着语言的发展，孩子已经不满足于被动地听你说，他要自己表达，而我们是否还像对待小孩子那样一味地对着他说呢？停下来，看看孩子的反应，说个疑问句，或许孩子会把词语串起来回答你。

比如，问问孩子"爸爸在不在"，他可以回答你"爸爸不在"，引导孩子把词语连接起来。但也要注意，疑问句不要过多，同时态度一定要和蔼、缓和，没有任何强迫，一旦让孩子意识到你急于得到答案，那么他就要拒绝回答了。

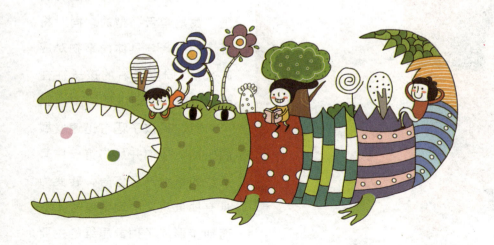

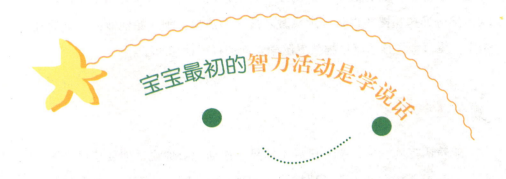

宝宝最初的智力活动是学说话

聪明的母亲，在孩子呱呱落地之时，就应多爱抚孩子，这种无声的交流所表达的爱心无疑是在孩子幼小心灵上抹上的清新隽永的第一笔，从而启动孩子的心理活动，感受到周围陌生世界的存在，建立起自己的思维活动。孩子最早的智力活动就是学话，孩子对周围世界的认识，思维能力的形成，都是通过学话实现的。

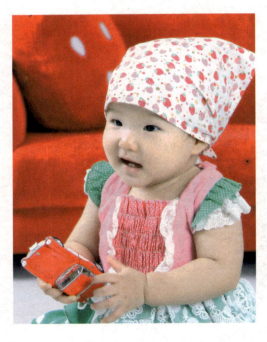

有关研究表明：在正常条件下，婴儿出生6个月后，就已开始学习说话了。只是这时属于"鹦鹉学舌"型的，同时将说话的声音与具体的事物对应起来。1周岁左右的孩子往往就能说两三个词语了，18～24个月时，是孩子语言迅速发展的时期，他们开始将第一信号系统的单纯声音信号，转变为具有抽象意义的词语信号，从而初步形成了抽象思维的主要特征。妈妈应与婴儿进行语言交流，尽可能多地利用孩子身边的人和物，鼓励孩子多开口说话。如当给孩子洗澡时，要一面洗一面说：妈妈给宝宝洗澡；见到汽车可让孩子学汽车鸣叫；见到太阳可让他向"太阳公公"问好；见到阿姨让他说"阿姨好"，见到奶奶让他说"奶奶好"，等等。培养孩子早说话要注意方法：一是注意趣味性，在孩子兴趣盎然的游戏活动中，有意识地引导孩子学说话；二是注意形象性，即为了使孩子逐渐掌握丰富的词语，应尽量使这些词语连同所代表的事物对应起来，一起印入孩子的脑海中。

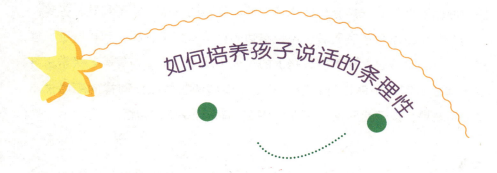

如何培养孩子说话的条理性

　　讲话有条理，是对3岁以上孩子的要求，因为这需要以会连贯地讲话为基础。初看，这个要求对3岁的孩子而言似乎太高、太难，不可能做到，甚至有些爸爸妈妈会认为：3岁多的孩子，能说整句话就不错了，提这种要求，太脱离实际。其实，不是孩子做不到，而是大人低估了孩子的能力。

　　3~4岁的孩子，讲话能否有条理，教育很重要。这里所说的"讲话有条理"，就是有先后顺序，不会颠三倒四。比如，让孩子讲他早晨做了哪些事情，如果他讲，起床后去和爸爸跑步，妈妈给他做了好吃的早饭，奶奶送他去幼儿园，就较之他说吃了什么早饭，奶奶送他去幼儿园，起床后和爸爸跑步要显得有条理。怎样教孩子讲话有条理呢？

从教孩子有顺序地进行观察入手

3岁多的孩子对他身边的一切都充满兴趣，无论是自然界动植物的变化，还是社会上人们的行为，他们都想了解，喜欢看、问、摸。针对这一特点，爸爸妈妈可以引导孩子进行观察，以增长他们的知识，发展他们的语言，这种观察可以随时随地进行。

比如，买回一个娃娃，就可以让孩子说说娃娃的样子。爸爸妈妈引导孩子从娃娃的头部看起：是什么颜色的头发，长发还是短发？什么样的脸、眼睛？然后看娃娃穿什么样子、什么颜色的衣服、袜子和鞋，等等。在街上，可以引导孩子看看、说说路边的树（从树干、树枝到树叶）、楼房（自下而上或自上而下）、路上的车辆（从头到尾），等等。经常引导孩子按照一定的顺序进行观察，并把观察到的物体按照同样的顺序说出来。渐渐地，孩子就形成了有顺序观察和有条理讲话的习惯。

 引导孩子，由观察单个物体，过渡到几个物体或整个环境

比如观察大街上有什么，就可以教孩子由路旁的建筑到树木、花坛，再到路边的行人、路中间的车辆，以这样的顺序进行观察。还可以利用图画书，教孩子在看画页时先由左向右看，或是先看背景（什么地方、房、树等），再看人物（有谁、在做什么），然后把观察到的事物按照同样的顺序说出来，帮助孩子提高语言和思维的条理性。

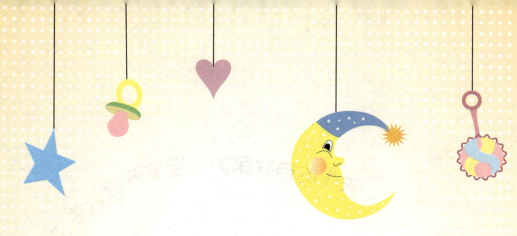

第 2 章

潜情绪，
心理是宝宝性格的最佳说明书

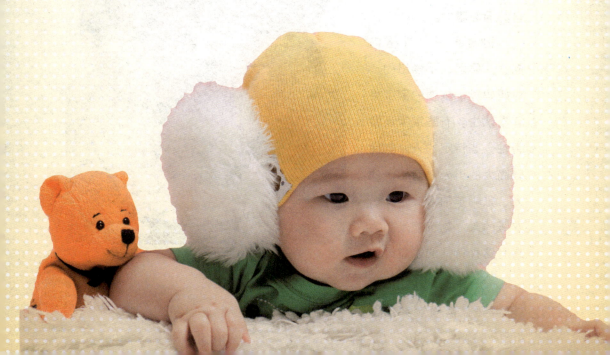

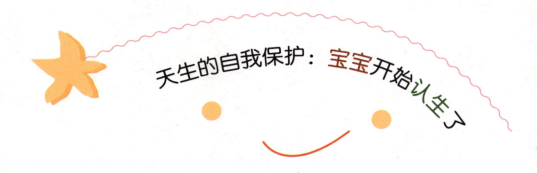

天生的自我保护：宝宝开始认生了

　　到6～8个月，宝宝开始害怕和拒绝陌生人，也就是通常所说的"认生"。这是因为此时宝宝的认知能力已经发展到可以区分出妈妈和陌生人了，而之前他是不能明确区分的。认生是为了让家人，特别是妈妈留在身边，远离陌生人。可以说，认生是人类与生俱来的一种自我防御表现，是自然而健康的。

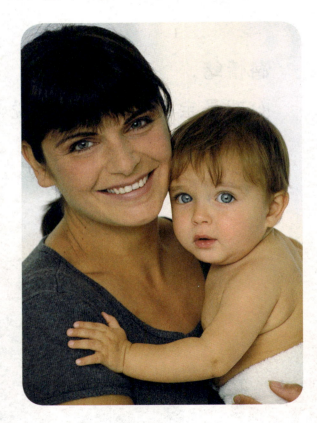

　　相对来说，性格内向、体质弱、不爱出门、对妈妈过于依赖的宝宝更容易认生。有些宝宝还会害怕一些特定的人，如比较高大的男人、有胡子的人、戴帽子的人或是穿白衣服的人，这可能是因为具有这种特征的人曾经让

宝宝产生不良印象。

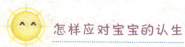

怎样应对宝宝的认生

宝宝认生是一种正常的发育现象，父母不要给宝宝贴上"害羞""胆小"之类的标签，对于宝宝认生过度的保护或是强加改变，都会妨碍到宝宝的认知和交往能力的发展。

帮助宝宝建立安全感

如果妈妈能够有充足的时间，心情愉悦地陪伴孩子，和孩子互动，并能够细心体会他生理、情绪等各种需要，孩子就会初步建立良好的安全感。对于宝宝来讲，所谓安全感就是他被重视而不是忽略，他的需要能得到满足，他的情绪能被了解、接纳和安慰。安全感的建立会使宝宝认生的程度降低而且能顺利过渡。

创造机会让宝宝多接触人

宝宝出生后，在还没有认生之前，父母要抓住这个时间段，多带宝宝到户外游玩，接受丰富多彩的环境刺激，在宝宝状态好的情况下，可让宝宝与人多接触，熟悉不同人的面孔。当然，这个过程不要勉强，要随时注意宝宝是否有兴趣以及避免疲惫。

拒绝"陌生人"的不合理接触

"陌生"是针对宝宝而言的，无论我们大人的交际多么广，小家伙也只认识两三个人而已。很多时候，宝宝对"陌生人"的抗拒，不仅是跟他们自身的认生有关，也跟"陌生人"对他们不恰当的态度有关。

　　无论对方多么想和宝宝亲近，宝宝熟悉和信任对方也需要个过程，过于急切地对宝宝进行肢体接触，这对于认知刚开始萌芽的小宝宝来讲冲击是很大的，宝宝会自然地拒绝和反抗。作为宝宝最信赖的人，父母要及时地制止"陌生人"对宝宝这样的伤害，即便这会使你在别人眼里成为一个"不懂事"的人。在与宝宝接触之前，父母可以先将宝宝认生的情况告知"陌生人"，并建议"陌生人"与宝宝喜欢的玩具同时出现，减轻宝宝的压力，给宝宝一个熟悉"陌生人"的过程。

　　只要我们用心理解和应对，也许用不了多久，宝宝就能健康地进入生命的下一个美好阶段了。

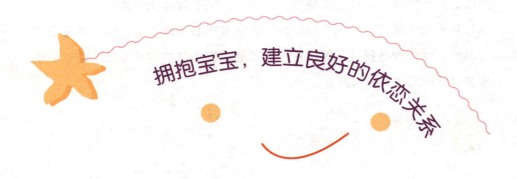

拥抱宝宝，建立良好的依恋关系

　　对于宝宝的心理发育来说，从刚出生到6个月内，做一个完美的照料者非常重要。这是因为，宝宝将在这个时期内发展起一个极其重要的心理品质——安全感与信任感，与这个品质相对应的是爱与被爱的能力。一个能够信赖别人，在关系中感到安全的人才可能建立起亲密关系。可以不夸张地说，婴儿时期建立起的安全感关系到一生的幸福。

　　这个时候的宝宝柔弱无助，他的生存以及生活质量完全取决于照料者的行为。因此，发展安全感与信任感的核心其实是建立依恋关系。当宝宝得到妈妈的悉心照料，身心都获得满足，他体验到舒适、安全，于是对周围的环境产生了一个基本信任感。反之，这么小的宝宝毫无保护自己的能力，妈妈一个小小的忽略也会让他强烈地体验到对生存的威胁，因此产生对环境的不信任感或疑惑感。

一个完美的照料者可以迅速与宝宝建立起依恋关系，从而发展这种基本安全感。所谓完美照料，就是当宝宝有任何需要，在第一时间内满足他。这其实很考验妈妈（照料者）的爱心与耐心，因为宝宝需要的不仅是吃饱、穿暖，妈妈需要很敏锐地察觉到宝宝发出的信号，并且理解宝宝要的是什么。

拥抱是满足宝宝心理需要的一种方式。一个叫鲍尔比的心理学家做过一个实验：

把刚出生的猴子放在一个笼子里，笼子里有两只假猴子：一只用铁丝做成，身上缚有奶瓶；另一只用柔软的绒布做成，但没有绑奶瓶。实验的目的是看小猴子的反应。有趣的结果是，小猴子要吃奶的时候，就会去找有奶瓶的假猴子，一旦吃饱了，小猴子就会和绒布假猴子待在一起。

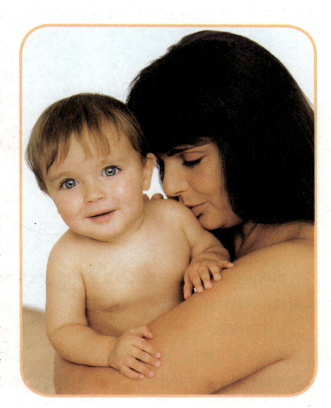

这个实验证明，小猴子对柔软的绒布假猴子更依恋。后来这位心理学家提出了著名的"依恋理论"。猴子是人类的近亲，这个实验说明人类对柔软的，能感觉温暖的东西产生依恋。妈妈的怀抱就可以提供这样的感受和体验，因此，宝宝特别依恋妈妈的怀抱，那是心理需要。

很多孩子喜欢毛绒绒的公仔、柔软的被子等，这都是依恋的需要。而大凡对这些物品有强烈喜好的人，很有可能是在婴儿时期没有被抱够的人。

拥抱可以带给宝宝的体会是好像回到妈妈的子宫一般，是很满足的。皮肤接触、熟悉的气味，都可以给宝宝带去安全体会，可以消除宝宝的恐惧感。这也就是为什么宝宝哭闹的时候，抱抱可以让他们停止哭泣的原因。有很多孩子要在妈妈的怀抱里睡觉，这就是因为安全了才能够安然入睡。只是这样大人们很辛苦。不过，在6个月内，再辛苦也是值得的，要不然，也许宝宝会辛苦大人好多年。

很多时候，大人担心孩子经常要抱会形成依赖，所以一开始就拒绝并很少抱宝宝，往往给刚出生的宝宝带去心灵创伤。

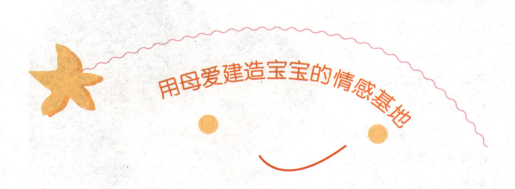

用母爱建造宝宝的情感基地

妈妈内心的依恋关系模式会直接影响到宝宝内在与妈妈的依恋模式。这时候，妈妈自我觉察就显得更重要了。

孩子的问题，一定是父母的问题。

宝宝在学习爬行、走路、游戏的过程中，都在观察着妈妈的反应，在证明着妈妈是不会离开自己的，那他们就可以放心地去探索更多的事情。

我这里说的不会离开，并不是指空间、物理上的，而是说宝宝内心需要建立起一个安全的、值得依恋的妈妈形象。当这个形象根植在宝宝

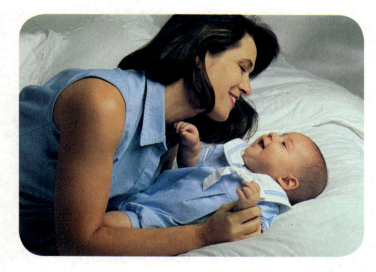

的意识中，那宝宝的内心就踏实了。

因此，妈妈一旦要离开宝宝，必须让他有个替代的、稳定的照料者。并且，在离开的时候，刚开始的时间不能过长。宝宝越小，时间越不能太长。短暂的离开，也需要给宝宝一个可以替代妈妈的玩具。国外的工作制度就比较人性化，也考虑到孩子的心理成长。妈妈可以有较长的休息时间，可以更好地带孩子。就算是妈妈要上班，也允许宝宝到妈妈上班的地方，让宝宝与妈妈有更多接触。

看着宝宝慢慢长大，陪伴宝宝的发育过程，这是一件很琐碎、很复杂的事情。母爱的伟大，就在于她的宽容与持久。

每个宝宝都需要拥抱，每个成人也都需要拥抱。拥抱，代表亲近，代表爱和相互保护。当宝宝想拥抱你，说明他爱你，他也渴望被你爱。拥抱，本身就是爱的表达。

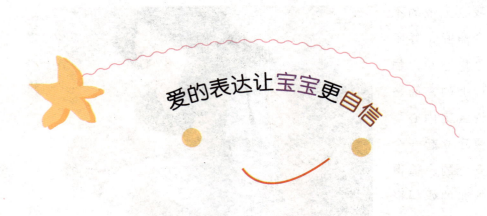

爱的表达让宝宝更自信

在宝宝半岁内，基本上是被动拥抱比较多。过了半岁，宝宝开始主动要拥抱了。

主动要拥抱，就会有期待了。期待得不到满足，就会产生挫折感，宝宝解决挫折的最简单直接的方式就是悲伤，或者愤怒。很多宝宝到了八九个月的时候，脾气比较糟糕，会因为某些事得不到满足而哭闹不止，实质上这就是缺乏爱的表现。经常处在缺乏爱中的宝宝，攻击性会比较强，这是他们在表达自己内心的缺失感，而攻击的对象，是让他们产生缺失感的"坏妈妈"。

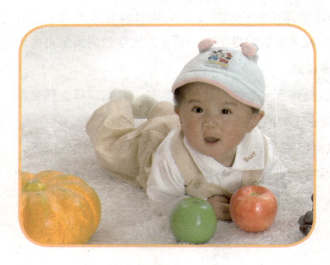

英国儿童精神分析师克莱因对于2岁内的儿童心理有非常深入的研究，在她观察的婴儿中，获得更多照料的宝宝，感觉很灵活、自信心非常高、性格上也很外向。主要是宝宝感觉自己被满足后，也会认为自己满足了照料他们的人，这是一个良好的互相给予

的过程。宝宝这样的"满足妈妈幻想"，实际上是通过自己感受被接纳的程度完成的。而拥抱是一个接纳的方式。当这样爱的传递互动过程是顺利的，宝宝会更加的自信。自信的基础不是自己获得多少，而是给予多少。这有点类似于很多人热衷做慈善，在给予的过程中完成自我实现的满足感。

自信的宝宝能更好地发展他们自己，在人格上更独立。人格独立起来，就更能去体会自我价值。我们可能培养不出一个天才孩子，但我们能培养一个心理健康、自我价值感高的孩子。好妈妈是懂得自我觉察的。

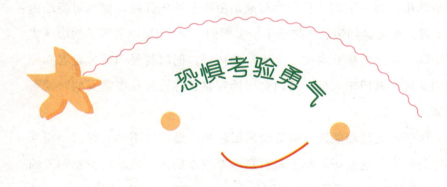

恐惧考验勇气

所谓考验勇气的行为，有在团体中爬上更高层次的尝试，还有那些采取让别人害怕的手段。

如果我自己感到害怕但又希望努力去克服它的时候，那我首先会想办法让别人害怕。我给他们讲恐怖故事，讲那些关于幽灵、女巫和怪兽的故事。对此，我要控制自己的恐惧，观察别人是否害怕，如果他们也无法摆脱恐惧，我就比他们更强大。那些害怕爬高或者害怕跳到水里的孩子，常常会挑衅别人去做这些事，他们寄希望于别人也会害怕。同时他们企图从中找到借口来逃避这些行为。他们现在可以向别人证明并且告诉别人：你们看吧，你们自己也害怕！现在他们自己不需要再去爬高或者去跳水，发起这一行动就已经使他受益了。这当然一点都不光明磊落。

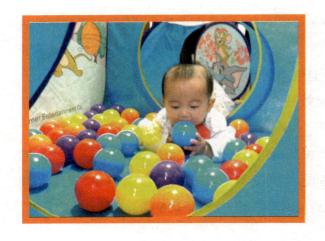

所有关于等级和支配的例子都属于社会化的领域。它们可以分成几个阶段。在2岁，甚至3岁的时候，孩子宁愿自己一个人玩而不是和别人一起玩。一般而言，他们需要与成年人有更多的身体接触，比如说简单地用手碰一下。这种行为可能是由孩子首先开始，但也可能是由成年人引发。但无论如何这也是孩子所需要的，要到6岁以后孩子的想法才会有所不同。幼儿很喜欢坐在"大人"的怀里，同时脸是向前方或者向外的。他们这样靠着成年人坐，可以更好地观察世界，并且在需要的时候可以跳下来。

因为孩子的运动功能还没有完全发展起来，他们会不小心撞到、相互抓伤、打到别人，这些行为都不是有意地要攻击别人，但总是引起别人的反击。虽然伤害别人似乎是一种强势的标志，但事实上却并非如此。

支配行为从一开始就在财物问题上表现出来了：那是我的玩具，我不会把它给你的。孩子出于模仿的本能，为了能模仿别人的游戏，也想要他们的那个玩具。接踵而来的就是争吵。追求支配地位也意味着想成为核心人物。如果一个孩子把一个用积木搭的塔弄塌了，这并不表示他想破坏，而是想引起事情的发生。瞧，如果我加入的话，一切事情都要停下来！这也算是他对集体游戏的一种参与：你把它建起来，我捣毁它！并且看着吧，我会做出更多的事来，我对这个世界的影响是很大的。

过了三四岁以后，孩子开始逐渐真正地在一起做游戏了。

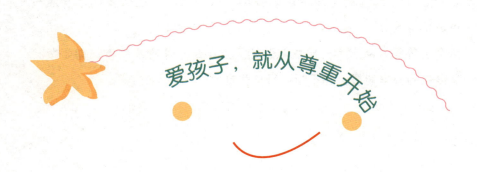

爱孩子，就从尊重开始

　　注重自己，而忽略孩子的需要，这是目前中国大多数父母的"通病"。因为很多父母都是在这样的环境中成长起来的。很多父母会通过看书、学习获得教育孩子的知识，包括上面所说的这些观点，但让他们去运用则比登天还难。"道理都懂啊，只是我们家孩子太麻烦了，好像没用。"这是我们听到妈妈们说的最多的一句话。

　　是啊，道理有什么用呢？假如家长不愿放弃对孩子的控制，一切都是枉谈。家长为什么不愿放弃对孩子的控制？因为内心有矛盾，担心放弃控制，孩子会变得无法无天。我们崇尚爱与自由，而真正的体会是，没有控制似乎很恐惧。

　　强调孝顺正是中国人爱控制孩子的突出表现之一。可是怎样才算孝顺呢？假如一个妈妈知道自己的孩子饭也吃不饱，但还是为自己花几万元治病，你说，她内心坦然吗？能接受吗？孩子获得了孝顺的口碑，也能让自己内心不自责、不内疚，但生活也因此有了沉重的负担。这种养儿防老的观念，使儿女的自身价值一开始就被定位了。

　　控制孩子，强调孝顺，这是弱者的思维模式。因为越是感觉自己弱，想控制的欲望就越强。当然，这是无意识的，很多人都会在意识层面上自欺欺人：我这是为孩子好！这是很可笑的逻辑，控制着别人，还说为别人好。殊不知，控制只会带来对控制的反抗。有许多妈妈抱怨，说孩子到了青春期好像完全变了个人，他们充满愤怒，甚至都不想理会父母。妈妈要问一下自己了，你控制了孩子这么多年，孩子隐忍了这么多年，发泄一下，也是正常的。

给宝宝尊重，从宝宝一出生就开始。这不是一件容易的事，需要做父母的有很强的心理能量，并不断进行自我觉察。

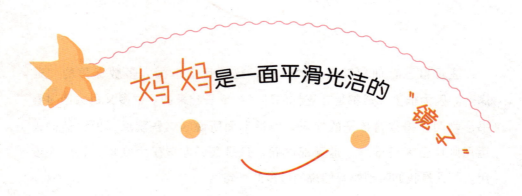

妈妈是一面平滑光洁的"镜子"

心理学上有个理论叫"镜子理论"，意思是你所看到的外在世界，其实是自己内心世界的折射。我们都知道，照镜子的时候，在镜子里看见的是自己。在人际互动中，我们从他人的反应中也可以看到自己的形象。一个好的妈妈，就是一面平滑光洁的"镜子"。而一个内心有缺陷，或者心理状态不是很健康的妈妈，恰恰就像一面"哈哈镜"，宝宝在里面"看到"（体会到）的自己是变形的。

对于宝宝来说，妈妈对我笑，那么就说明我是让妈妈愉快的、有价值的好宝宝。我们最初的自我价值感基础，就是建立在被妈妈认同和接受的基础上的。一个宝宝在充满笑容的环境中成长，他们就会更早地学会怎样面对周围环境。

当然，按照婴儿的发展心理理论，宝宝正处在与妈妈共生的状态。宝宝与妈妈在心理上是一体的，妈妈就是自己，我就是妈妈，没有区别。生命的神奇就在这里，通过共生，完成最初的情感认同。这是宝宝与妈妈之间心理上的联系。虽然已经没有脐带，但情感的脐带紧紧相连。

宝宝与妈妈之间的联系是如此紧密，就好像一个人一样。所以，妈妈笑，宝宝也笑，妈妈哭，宝宝也哭。这不是单纯的模仿，而是"血脉相连"，真正的"感同身受"。

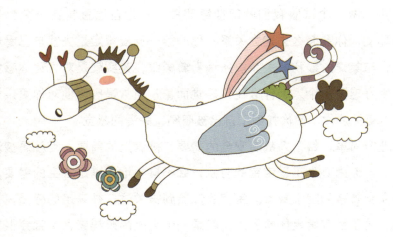

但是在现实中，很多妈妈有着自己复杂的情绪和感受。因为生活或者家庭关系的问题，有的妈妈控制不了自己的情绪，一些负面情绪会在脸上表现出来，过早给宝宝带去矛盾体验，这是养育孩子的大忌。

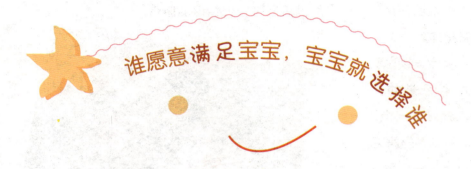

谁愿意满足宝宝，宝宝就选择谁

孩子们更容易跟谁产生更亲密的依恋关系？答案是，愿意给予宝宝满足体验的人。

有这么个案例：

一家人中，奶奶特别期望有个孙子，妈妈也特别希望有个儿子，但宝宝是个女孩子。虽然奶奶和妈妈也很喜欢这个宝宝，但在宝宝7个月开始，亲疏关系已经发生了。宝宝特别喜欢爷爷和爸爸，只要见到爷爷和爸爸就很开心。哪怕那时候与奶奶玩得正开心，只要一见爷爷，宝宝就会伸出手要爷爷抱。

这么小的宝宝就能分辨出谁是最喜欢自己的，难道她是个"人精"不成？

其实，做一个试验我们就都能够明白——把自己置身在一个全是陌生人的环境，你会怎么去建立关系？你的第一反应肯定是去找自己看着顺眼的人，与其建立最初的关系。所谓看着顺眼，其实就是对方让你感觉面善，产生好感。一个人为什么让你感觉面善？通常是因为他对你更亲切，相比之下更关注你，使你找到了自己被照顾、关爱的感觉。

道理很简单，每个人都有安全的需要、被满足的需要，爱就是被满足的体验。当你内心真正爱宝宝的时候，会不自觉地去满足宝宝的需要，把关注力完全转移到宝宝身上。宝宝会体验到被关注、被满足的感受，就会很快乐。给予宝宝满足体验的人，就是一个完美的照料者，宝宝会很自然地与这个照料者产生亲密的依恋关系。

　　宝宝就是基于这样的内在动力去选择让自己满足的对象的。这样的模式，延续人的一生。那个女宝宝的奶奶和妈妈是喜欢她的，但她们内心期望男孩子的愿望，总是像隔在和宝宝之间的障碍，使妈妈和奶奶不能成为一个完美照料者。宝宝体会到了，所以就产生了疏远感。而爷爷和爸爸，是全身心的喜爱，所以宝宝与爸爸和爷爷更亲近。

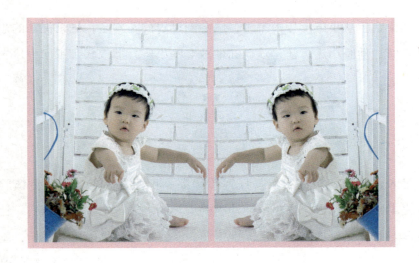

　　所以，宝宝并不是能听懂爸爸的话，但他能感受爸爸的爱、爸爸的心。爸爸是可以缓解"坏妈妈"所带来挫折感的很好的替代。其实，爸爸并不是爸爸，只是完成宝宝自恋的又一个"妈妈"。

　　当然，没有一个人可以做完美照料者，特别是每天24小时照顾宝宝的人。是人就会有情绪，就会有私心，这也是促进宝宝发展自己、逐渐独立的基础。

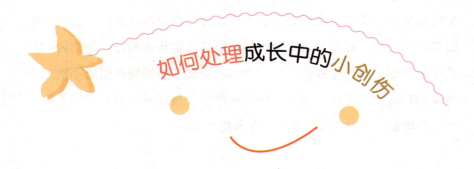

如何处理成长中的小创伤

如果宝宝从小床上摔下来了，体会到世界的不安全，是无视他的恐惧情绪继续让他睡小床，还是从此让他放弃睡小床，抑或代宝宝向小床发泄愤怒？

人面对创伤有哪些本能反应

是人，就有疏忽的时候。任何照顾都不可能是完美的。宝宝体验到了人生中初次的恐惧，这也给他幼小的心灵刻上了一个小小的创伤，让他开始学习怎样更好地保护自己。他太弱小了，所以他只能用最原始、本能

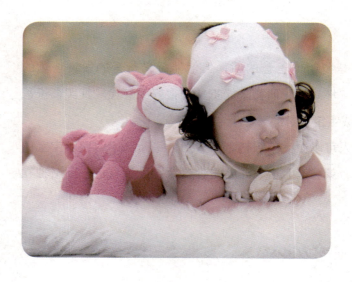

的保护方式来保护自己——逃跑。逃离让自己恐惧的场所，他不愿意睡小床，也不愿意一个人待着。

人对死亡的恐惧是从一出生就有的，这种感觉存在于动物的基因里，正是

有了这样的基因组成，人才会有本能的怕死反应。当遇见危险的时候，人就会保护自己。同样因为死亡恐惧，人就学会善待自己，尊重生命。

人在遇到危险的时候，一般会有几种反应，这是所有动物共有的。

首先，逃跑。逃跑有很多方式，回避，不去危险的地方是逃跑的表现之一。

第二，战斗。宝宝太小了，他没有任何能力去战斗。不过很多成年人在愤怒的时候表现出的攻击性，其实就是一种战斗状态。夫妻之间吵架，到后来演变成打架，其实也是战斗状态。那时候，人会变得很有力量，很强大。

第三，傻了。仔细观察很多宝宝，在受到惊吓的时候，第一时间是傻在那里，接下来才是情绪反应出来。很多人，在听到自己亲人忽然去世的时候，第一时间并没有哭，而是傻在那里，说明这个事件对他们来说刺激太大，他们需要保护一下自己。而这样的本能保护方式一旦持续时间太长，就会对将来的生活造成很大的损害。

第四，装死。很多动物会用这样的方式，有些人也会。当然，这里说的装死并不是有意识的，而是一种自然反应。晕倒，就是本能的装死反应。

这些反应只是人类本能的保护自己的方式，接下来就是情绪反应了。因为从小床上掉下来，宝宝产生恐惧的情绪，所以再次把宝宝放到小床上时，宝宝不愿意了，他要哭。他在保护自己，提出自己的需要。

 处理误区一：忽略宝宝的情绪

很多的妈妈能理解这样的情绪，也知道是什么让自己的宝宝产生焦虑感。但是，妈妈有妈妈的需要，有些妈妈会在没有处理宝宝情绪的情形下，继续让宝宝待在不安全的环境里，这样宝宝的危机并没有过去，会体验到更强烈的恐惧，甚至会泛化到所有一切事物。有些宝宝发展到后来会

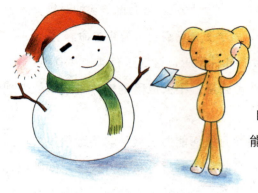

对一切外界的东西都害怕，只有妈妈抱着才能安心，实际上，宝宝有创伤没被发现。

一般的危机体验都会被人自己修复，很小的婴儿也有这个能力。但假如没有意识到宝宝的危机感需要时间处理，一味地以为宝宝会忘记危险，那就大错特错了。宝宝摔下来不可怕，但没有帮宝宝处理情绪和危机感受，又把宝宝放进让他恐惧的情景中，这就太糟糕了。

宝宝后来不喜欢小床了，放上去，他就睡不踏实。因此我们先将他放在大床上睡觉。这样的情况过了两个月后，宝宝慢慢又接受小床了。这是为什么呢？人的自我修复危机体验，一般是两个月，这也是造物主的神奇吧。等过了两个月，在仔细观察宝宝情绪反应的基础上，一步一步地让宝宝一个人睡觉，宝宝又能踏实地睡觉了。

 处理误区二：过度保护

还有一些妈妈遇到类似的事情时，会因为爱宝宝而直接放弃让宝宝一个人睡小床，这也是不可取的。

在心理学上有个名词：继发获益。这怎么解释呢？举个例子：很多小孩子希望获得照顾，但大人太忙，或者大人忽略了。一次偶然的机会，他生病了，他发现生病的时候获得了很多他一直想要的东西，然后，就有一系列有趣的事情发生了。当他长大后，只要有心理不满足，或者内心有压力的时候，他就生病了。当然，这是无意识的。

再去看看很多的疾病，偏头疼啊，气血虚之类的，很大部分是心理造成的。成年人的世界里有太多这样有意识或无意识的获益方式。假如宝宝因为恐惧而获得更多的满足，他也可能会形成这样的心理特点，那就很麻烦了。他会很胆小、很依赖，而且很自卑。

有句话是这样说的：挫折使人成长。是的，但挫折要被处理后，人才能成长。有许多宝宝在很小的时候经历了挫折，但并没有处理，这样的挫折可能会让宝宝心理发育受阻，那就没办法健康成长了。

处理误区三：推卸责任

见到很多2岁多的孩子走路，摔了，妈妈赶紧跑过去，抱起宝宝，宝宝哭，妈妈有时候还在地上跺两脚，嘴里还骂骂的，说地方不好，害宝宝摔了。宝宝在妈妈这样的安慰中不哭了，笑了，但这样宝宝也学会了推卸责任。这样的方式很多年长的照顾者还在用，唉，这样能培养出什么样的孩子啊！

遇到这样的情况，妈妈可以蹲下来，安慰宝宝，告诉他，这次是因为不小心，下次小心就好了。

摔倒，碰撞，那是人生成长中必然的，在安全的陪伴下，不断尝试，这也是给自己成长带来经验，让自己更好地适应环境。

宝宝摔了，也在他幼小的心灵上记录下了处理危机的一个经验。摔倒了，很害怕，但有人在支持自己、爱自己，恐惧总会过去的。这就是人生。

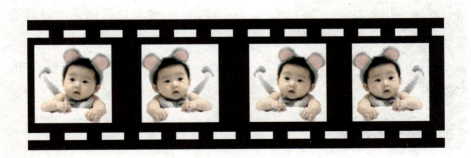

什么样的妈妈，带出什么样的宝宝

　　爱是什么体会呢？爱就是被满足。恨呢？那就是不被满足的挫折体验。更准确地说，恨的原形是无力感，因为无力，所以就要用愤怒去抵消。而任何一个妈妈都不可能做到及时、完全地满足自己的宝宝，这时候宝宝的内心体验会分成两种：满足的和挫折的。而这两种体验分别对应两种"妈妈"形象，那就是"好妈妈"和"坏妈妈"。对"好妈妈"，宝宝自然是爱的；对"坏妈妈"，宝宝是恨的。但是妈妈只有一个，宝宝该怎么办呢？那就要看妈妈的了。如果妈妈的表现是稳定的，即宝宝饿了，提供食物；宝宝因要求没被满足拒绝时，给予安慰和拥抱。慢慢地宝宝才知

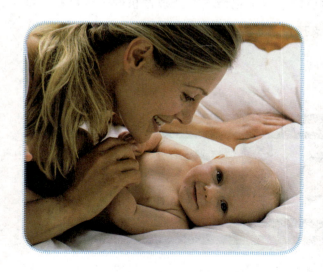

道，哦，原来妈妈就是这样的。宝宝的内心就开始自我整合，将两个妈妈整合成一个妈妈的形象，虽然这个过程是很漫长的。

　　但很多妈妈的形象在孩子的心中是分裂的，宝宝高兴的时候，妈妈很开心，把宝宝当

心肝；一旦宝宝不舒服，或者
对妈妈未能提供的满足感到失望
或愤怒而哭泣时，妈妈就自然认
为宝宝不听话，开始冷落宝宝或
者对宝宝产生攻击性的行为。这
时候，宝宝关于"好妈妈、坏妈
妈"的体验被证实了，就会产生
一方面更依赖妈妈以免失去妈妈
的爱，另一方面又怨恨妈妈的情
绪，内心充满矛盾。

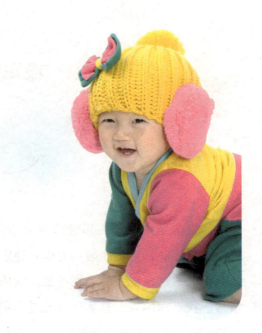

更有甚者，有的妈妈在宝宝
闹得厉害，实在没办法时，忍不
住把宝宝扔在一边。这对宝宝来
说是灭顶之灾，他的情感受到很深的伤害，对妈妈的情感也就固定在矛盾
中。

所以，什么样的妈妈，带出一个什么样的宝宝。焦虑的妈妈带出来的
是焦虑的宝宝。照料者的性格稳定对于宝宝的性格发育来说至关重要，是
关键性格形成的稳定根基。举一个简单的例子，在宝宝生命初期，特别是3
岁以内，是性格形成的基础期。把宝宝的性格形容为大厦的话，3岁之内就
是打基础和做框架的时候，过了3岁，性格结构基本形成，后面大概就是装
修的工作了。假如一个大厦的基础和框架出了问题，外表装修得再华丽，
也是危险的。

另外，日常的照料者太多，也会给宝宝带去不适应感，当然安全感也
就会相对缺乏。如今很多家庭在宝宝年幼时，时而由爷爷奶奶照料，时而
由外公外婆照料，有些家庭则频频更换保姆，这些都是不可取的。

要有一个稳定和谐的家庭结构

如果宝宝在一个充满爱的家庭中，没有过多的创伤体验，也没有过度的恐惧体验，重要的照料者相对稳定，这对他的性格形成是有利的。因此，宝宝很焦虑地哭的时候不多，快乐的时候还是很多的。宝宝在不同的情形下找不同的人，其实就好比是我们吃饭找饭馆，娱乐找KTV，生病找医院一般，这可以是认知的开始。当然，这很难界定。

成人有时候会因为这些而疑惑，把宝宝的表现和自我评价关联起来，

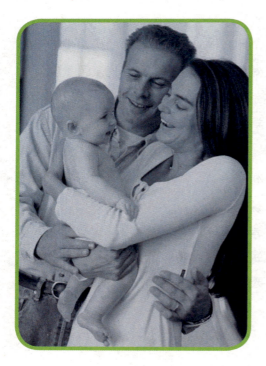

那是在以己度人。不过，如果成人因为宝宝的表现引发家庭中的问题，那么可以说这个家庭本身就是一个"生病"的家庭，家庭功能和家庭结构可能原本就存在问题，不必拿孩子说事情。遗憾的是，很多家庭恰恰会拿孩子说事情。这样的家庭中的人，需要好好检讨。要不然，家庭中隐藏着的问题，一定会在孩子的身上表现出来。

有一种心理治疗方式叫"家庭治疗"。所谓家庭治疗，其理论

基础就是，家庭成员中一个人的心理问题，一定与家庭结构、家庭成员的功能有关系的，当孩子出现问题时尤其如此。要解决孩子的问题，首先要把家庭的结构重新调整，家庭成员内部人与人的关系进行调整，让家庭中所有人在自己的角色上行使自己的权利和义务，让整个家庭的功能能顺利发展和发挥，那么，孩子的心理问题也就相应改善了。

不管是妈妈，还是爸爸，爷爷奶奶，外公外婆，等等，只要是宝宝重要的照料者，这些人之间关系的和谐，直接影响宝宝内心的和谐。如今许多家庭中婆媳冲突不断，实在令人忧虑。要消除这些冲突，最重要的是要明白：要想别人怎样对待自己，就要怎样对待别人。这句话很多人都懂，但做起来并不易。

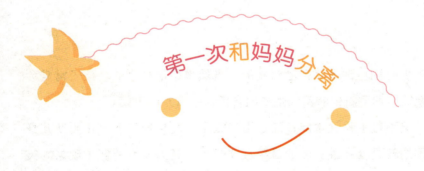

第一次和妈妈分离

在宝宝3个月至1岁之间，很多妈妈因为产假结束要开始上班了，怎样能让宝宝顺利适应与妈妈暂时分开呢？

提前作好分离的准备。比如妈妈每天先出去一段时间，然后回来，让宝宝理解妈妈离开之后会回来的。再比如，让宝宝提早熟悉用奶瓶吃奶，这样宝宝才不会因为吃不饱而更想念妈妈。如果产假结束后请一个宝宝不熟悉的人帮忙看孩子，要提前让其与宝宝接触和熟悉一段时间。

通常，分离焦虑在10~18个月时达到高峰，然后随着时间的推移会慢慢消失，不必过于担心。看着宝宝哭泣我们总会于心不忍，但是一定要提醒自己放轻松，如果你也感到痛苦、紧张反倒会加重宝宝的焦虑。

出门时不能因为怕宝宝哭就趁他不备偷偷溜掉，这样宝宝会更加没有安全感。

最好提前就让宝宝熟悉奶瓶，因为长大些之后宝宝可能较难接受乳头之外的东西来喂他。

孩子多么需要欢笑

人在孩提时期也许是笑得最频繁的，当然也是最灿烂的。孩子常常会无缘无故地笑，那是新生命蓬勃生长的音乐，是真正的天籁。

然而，笑不是生物性本能，而是上帝赋予人的特殊能力。在婴幼儿身上，有意识的笑是社会性交流的最早征兆，也是智力发育的伴生现象。笑需要鼓励，最重要的鼓励来自两个因素，一是爱和善意，二是有趣。

孩子对爱和善意有极为准确的直觉，绝不会弄错，在爱和善待自己的人面前笑得最欢畅，在冷漠者面前则一定会冷淡和显得呆滞。

但是，仅有爱还不够，还必须有趣。孩子最不能忍受的不是生活的清苦，而是生活的单调、刻板、无趣。几乎每个孩子都热衷于在生活中寻找、发现、制造有趣，并报以欢笑，这是生长着的智力嬉戏和狂欢。

人们往往严重低估孩子对于有趣的需要，以为只要在日常生活上照料好就行了。比如说，有的父母把孩子完全交给保姆或老人带，而保姆和老人带孩子往往趋于保守，但求平安无事，鲜能顾及有趣，给孩子心智发育造成的损失虽然看不见，其实难以估量。所以，依我之见，再忙的父母，也应该安排时间和孩子玩，而且不可敷衍，一定要全身心地投入。不肯这样做的父母，或者是自私的，或者自己就是无趣的，所以压根儿没想到孩子会有对于有趣的需要。

孩子在婴儿期都有一个喜欢大笑的阶段。孩子经常大笑，实为身心生长所必需。在身体上，是声带的发育、肺活量的扩大。在心智上，是好奇心的激励，是理解力和想象力的进步，是幽默感和乐观精神的培养。所以，在孩子面前出洋相、当小丑、装傻，这是父母的义务，在我看来其实更是特权。你一生中很少有这样的机会，可以做一个稳操胜券的喜剧演员，用笨拙的演技博得最衷心的欢笑，还可以和这个最忠实的观众一起纵情欢笑，回归天真，忘掉人间的一切烦恼。

孩子最需要的是玩伴。你在孩子面前堆满高级玩具，如果没有玩伴，他仍会感到无趣。相反，有好的玩伴，孩子的想象力会把身边的一切都变作玩具，没有玩具也可以玩得很尽兴。可是，目前大部分家庭父母都只想生一个宝宝，导致孩子在家里没有同伴，十分孤单。不过，无论是否独生子女，孩子幼小时都不能缺少一个既能和她玩又能照看她的大玩伴。在我们家里，这个角色非爸爸莫属。

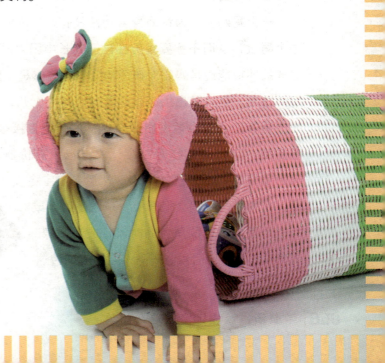

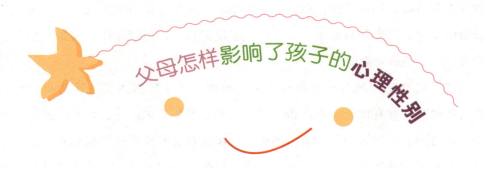

父母怎样影响了孩子的心理性别

　　心理性别的形成，是有很多影响因素的。在宝宝还没出生时，或许这样的影响已经存在了。

　　其实，在一些人身上发生性别认同紊乱，一开始是因为孩子爱父母造成的。孩子一出生，就爱自己的父母，没有一个孩子不爱自己的父母，但的确有父母不爱孩子的。当父母不爱自己的时候，孩子的爱也就发生了改变。而孩子对父母的爱，会直接地表现在满足父母的愿望上。

　　先看看一个妈妈的自我否定如何使女孩有了男孩的性别认同，使男孩产生性别冲突。

　　一个妈妈，因为认为身为女性没有太多价值感，所以期望自己的孩子是个男孩，从而不需要经历在自己成长中因为是女孩而产生的痛苦。这样的期待能说是妈妈对孩子的爱吗？当然是，但也可以认为是妈妈的自恋。当孩子出生，妈妈看到她是个女儿，内心中的焦虑会在无意识中散发出来，这样的焦虑直接被宝宝感受到，宝宝会怎样呢？会认为自己没有价值，因为那是妈妈给自己的信息。然后，宝宝会发现，有的时候妈妈会很开心，那就是当她成为一个保护妈妈的角色的时候，或者说像个男孩那样做的时候。于是，宝宝就朝着这

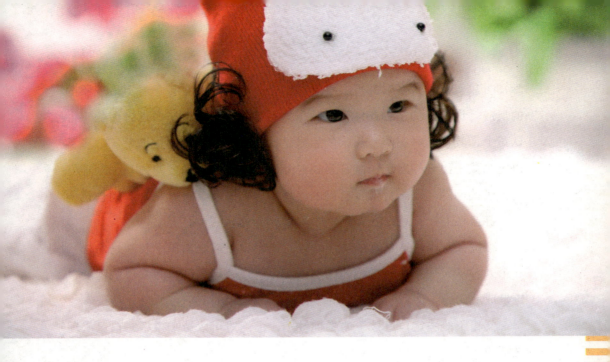

个方向去努力了，渐渐地，她越来越具有男孩的心理特征，偏离了女孩的特征。

大凡这样的妈妈，基本都会有一个不能履行男性角色的丈夫。因此，在家庭结构中，妻子会扮演指责的那个人。

更加值得重视的是，假若这样的妈妈生的不是女儿，而是个男孩，她就会把儿子当成可以塑造的男性，按照自己内心对男性的期望去要求孩子。在无意识中，儿子已经是丈夫的替代，真正的丈夫反而被边缘化了，孩子一开始接受这样的信息，会本能地排斥自己的父亲，这样一来，在他的成长过程中就缺乏了男性的榜样，心里会充满着性别认同的冲突。这样的情形在孩子很年幼的时候就会表现出来。孩子可能会和妈妈很亲近，亲近到完全像一个人一样。当然，这种情况在孩子1岁以内相对来说还比较正常，但1岁以后，如果孩子还是不能完成和妈妈的半分离状态，心理成长就会遇到极大的阻碍。

由此，我们可以看出，父母对自身性别角色是否认同、夫妻关系是否良好都会深刻影响到孩子的性别认同。一旦出现性别认同紊乱，或者更严重的性别认同障碍（比如同性恋），就会危及工作的顺利和婚恋生活的幸福。只可惜，大多数父母很难意识到，夫妻关系会在孩子身上造成不同的反应。许多人的认知还停留在父母关系不好会影响孩子心理健康的感性认识上，具体怎样影响？影响的后果是什么？这些都不是很清楚。很多父母因为孩子出现问题了，就赶紧找专业人士来求助，希望对方马上处理好他孩子的问题。而一旦涉及自己的心理障碍，许多父母就马上封闭自己内心，甚至马上就回避责任。

家庭关系中，从父母的功能是否正常，也可以看出孩子将来是怎样的一个人；从父母对孩子期望的强烈程度，可以决定孩子自我发展的程度，这是成反比的。父母期望越强烈，孩子自我发展的可能性越小。

父母不能决定自己孩子的生理性别，但绝对可以影响孩子对自己心理性别的认同。

其实，让孩子认同自己的心理性别无须特别的教育。男孩生来将成为男人，女孩生就成为女人，这是自然而然的事情。只要在成长的过程中没有遇到特别的阻碍，心理性别的发展自然会顺利进行。

做父母的，从宝宝出生开始，就应该自然地接纳他/她的生理性别，无论宝宝是男是女，都为他/她的诞生而由衷喜悦，而不把自己未完成的期待附加到宝宝身上。

在家庭中，父亲和母亲都需要扮演各自的角色，实现各自的功能。简单地说，就是妈妈要做妈妈的事，比如哺育宝宝、照顾家庭；爸爸要做爸爸的事，比如养家糊口、保护家人，这就给宝宝提供了一个认同的榜样。宝宝在成长过程中耳濡目染，通过妈妈和爸爸认同了女性和男性的性别特点，学着怎么样去做一个女孩或者男孩。

同时，父母亲之间的关系和谐也非常重要。和谐的夫妻关系就像和风细雨，提供给孩子充分的营养和轻松的环境，而病态的夫妻关系使得母亲或父亲无意识中将不合理的期待放在孩子身上，孩子受到压力的胁迫，将导致病态的依恋关系。

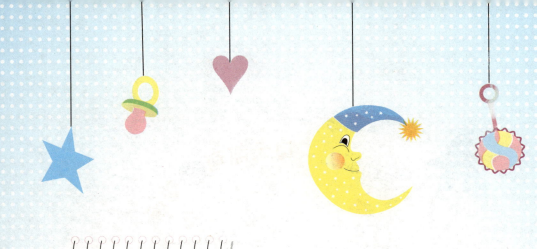

第 **3** 章

小习惯，大秘密，
读懂宝宝如何去感知世界

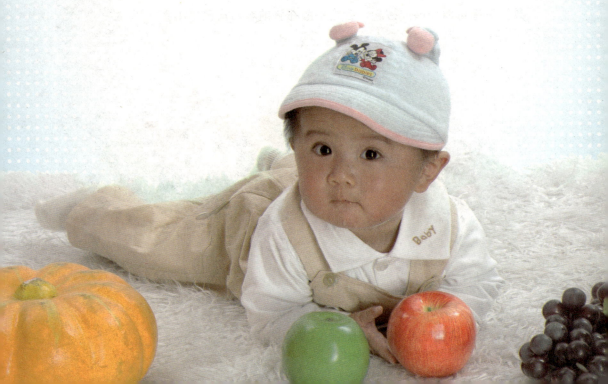

运动能力：每天都有新动作

4个月的婴儿动作发育比较快，父母几乎每天都能够发现孩子有新的动作能力。

用手够东西和看手

这个月的孩子开始会有目的地用手够东西,并能把放在他手中的玩具紧紧地握住，尝试着把拿到的东西放到嘴里，但还不够准确，时常打在脸上其他部位。一旦放到嘴里，就会像吸吮乳头那样吸吮玩具，而不是啃玩具。手指可以伸展或握起，会把手放在胸前看着自己的小手。

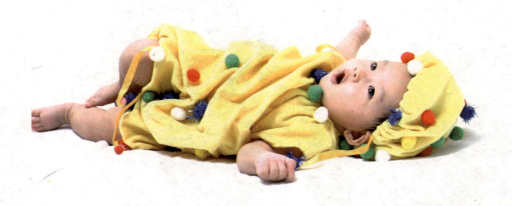

吸吮大拇指

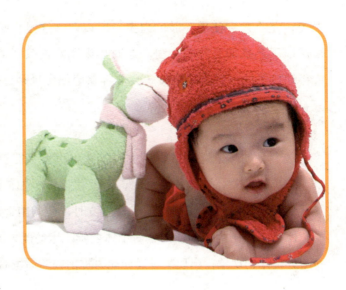

宝宝开始学着吸吮大拇指，而不仅仅吸吮他的小拳头了。有的妈妈在这时会认为孩子吸吮手指是不好的习惯，要加以制止。每当孩子把手或拇指放到嘴里吸吮时，就马上把孩子手拿开，或认为孩子没有吃饱，开始给孩子喂奶，这是不对的。这么大的婴儿吸吮手指是这个时期的婴儿所具备的运动能力，和1岁以后的孩子吸吮手指不是一回事，妈妈不要制止。随着婴儿年纪的增长，孩子会把这个运动转化为手的其他运动能力。

把头抬得很高

孩子俯卧位时，不但会把头抬起，而且会抬得很高，可以离开床面45度角以上，还会慢慢向左右转头，虽然转动的幅度很小，但这已经说明孩子开始学着用站立的眼光看东西，这是不小的进步。这一能力的出现，对孩子认识周围物品有很大的作用。妈妈可以在这时有意地在孩子面前向左右两边运动，让孩子的目光追随你，来锻炼颈部肌肉。孩子还会用肘部支撑着上身，试图把胸部抬起离开床面。

靠上身和上肢的力量翻身

这个月的孩子开始有自己翻身的倾向。当妈妈轻轻地托起孩子后背时，孩子会主动向前翻身。这个月的孩子翻身时，主要是靠上身和上肢的力量，还不太会使用下肢的力量，所以，往往是仅把头和上身翻过去，而臀部以下还是仰卧位的姿势。这时如果妈妈在孩子的臀部稍稍给些推力，或移动孩子的一侧大腿，孩子会很容易地把全身翻过去。

 其他

这个月的孩子还不会保持侧卧位置，可能会脸朝下，堵塞呼吸道，所以，妈妈要注意，当孩子觉醒时，不要让孩子单独待着，以免发生危险。

这个月的孩子，当被抱起成站立位时，会向前迈步。

但是，孩子的运动能力也有个体差异，运动能力的发展，也存在打破循序渐进规律的现象，出现某种运动能力提前或滞后发展，这都是正常的。

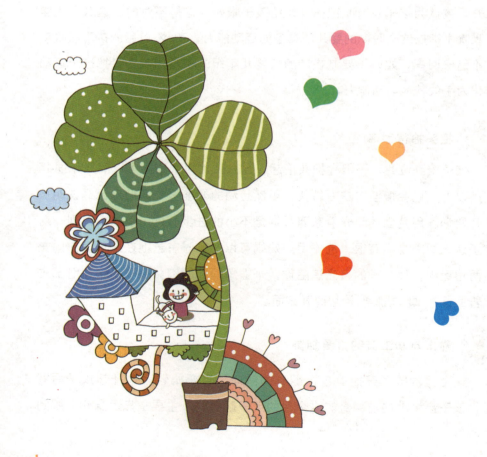

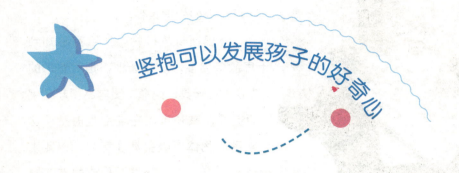

竖抱可以发展孩子的好奇心

当孩子的脖子渐渐硬朗，就不再满足于躺在妈妈的怀里，看妈妈的脸，或巴掌大的天空，而愿意立起脖子，竖着头，360度地观察打量一个充满种种新奇事物的世界。对孩子来说，这是一件具有里程碑意义的事情，仿佛青蛙终于跳出了一口水井，看到无比开阔的世界。

宝宝要竖着抱了，那就去满足他吧。虽然这样很辛苦，但辛苦付出换得的是宝宝好奇心的满足、感知觉的发展等一系列身心的发展。2~4个月的宝宝视觉、听觉等感知觉正在迅速发育，他们的感官在不断地积极探索

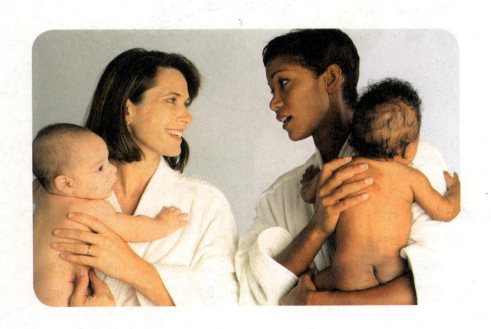

这个世界，而感官的健康发展是心理发展不可缺少的生理条件。

外界新奇的事物，让宝宝感知到世界的多姿多彩。逐渐地，相对熟悉的事物（如玩具、奶瓶）更容易引起宝宝的追视，家长可以在宝宝眼前晃动这些熟悉的物体以吸引其注意力，以此来锻炼宝宝最初的专注力，而早期形成的专注力会使宝宝今后受益匪浅。

接下来，因为想看到更多，宝宝的颈部、腰背部肌肉需要更有力量，才能配合他看世界的欲望，因此，心理上的发展又将进一步促进宝宝生理上的发育，这是一个良性循环的过程。

4个多月的宝宝会要价了

宝宝开始喜欢和人交流，尽管不会用语言表达，但已经开始用身体的不同部位、动作、哭、哼哼、闹等方法，向爸爸妈妈述说他要干什么；会伸出胳膊让爸爸妈妈抱；会看着爸爸妈妈不抱他而现出着急的样子，这在以前是看不到的。

躺够了，会"吭哧，吭哧"的，发出愿意的声音；如果不理会他，会哭；再不理，会大声哭，最后几乎是喊叫地哭了。不满意时，会打挺。

如果不想吃奶，妈妈非要喂，就会在妈妈怀里打挺，如果用奶瓶喂，会用小手推开奶瓶，或把塞到嘴里的奶嘴很快地吐出来，把头转到一边去。

如果不爱吃辅食了，会用小手把勺里的饭打掉，甚至会把端到他眼前的饭碗打翻。

如果喂白开水，他不爱喝，会嘟嘟地吹泡玩，一点不见水下去，他根本就没有吸也没有咽，以前哪会玩这个小把戏！

站在镜子前，不再不知所措了，会啪啪地拍着镜子，乐得不得了。会抓爸爸妈妈的鼻子、脸，有时能把爸爸妈妈抓疼了，如果没有剪指甲，还会抓出个大红道子呢。

高兴时，仰卧躺着，四肢像跳舞似的，有节奏地蹬来蹬去。

如果不高兴，腿蹬得就没有节奏了，会大声哭起来，两腿挺直，气得肢体抖动，会把妈妈吓着，以为宝宝抽筋了，其实这是耍脾气，抱起来哄一哄会好的。但是如果让宝宝哭得时间长了，哭得伤心了，哄也不管事，就是哭，谁让爸爸妈妈这么长时间不理呢，抱着宝宝好好出去玩一圈吧。

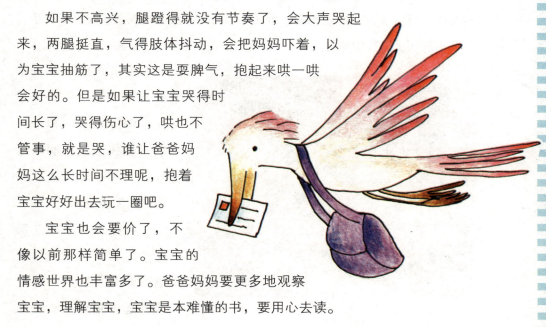

宝宝也会要价了，不像以前那样简单了。宝宝的情感世界也丰富多了。爸爸妈妈要更多地观察宝宝，理解宝宝，宝宝是本难懂的书，要用心去读。

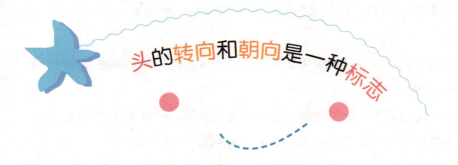

头的转向和朝向是一种标志

　　眼睛和它的活动常常能显露出婴儿的状态。飞扬的眉毛、随着物体而转动的眼睛、跟着视线活动的头，这一切都告诉我们，这是一个乐于交往、清醒着的孩子。无神的眼睛，只关注自身的视线，反应微弱则可以推断出他缺少交流、感觉不舒服或者无聊。也许是因为他接收到的刺激和反应太少了，由此他丧失了交往的意愿。

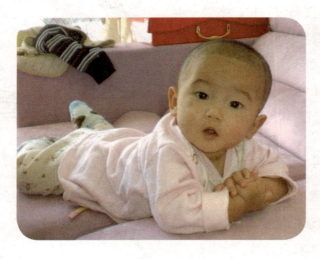

　　头微微抬起并且跟随眼睛转动，可以理解为是对探索事物和世界的兴趣和愿望的明确信号。头和脖子的灵活是清醒的重要标志。

　　头的转向和朝前看标志着要求休息、要求结束游戏、要求中断交流或者要求重新交往的愿望。耷拉着脑袋意味着失去了兴趣；这常常只是疲倦的标志。

　　相反如果伸直脑袋则表示：嗨，我在这儿呢！谁来跟我一起玩哪？

　　如果人们追随着孩子的头和眼睛的活动方向，就能很容易判定他们现在正对什么东西有兴趣。

对身体的控制和协调能力要加强

一个新生儿，还不懂如何把自己的身体当做工具来使用和对待。他首先要学会移动这个工具，并从中发现这种活动的作用。如果他活动自己的头，眼睛就可以左看右看，视野扩大了，由此可以看到许多新的东西。他运动手臂和腿，一开始是手脚同时运动，然后逐渐学会动作的分化：先是手和脚的分化，接着是两只手之间和两只脚之间的分化。

在涉及交往能力方面，我们是否知道儿童在哪一个月达到了这一发展水平并不是很重要，对我来说，极为重要的是儿童学习如何利用他的身体运动技能的过程。比如学会控制自己的睫状肌（控制眼球运动的小肌肉）和头，这样就能让眼睛转向他的母亲或某一个物体，从而形成交流。儿童学习用手抓一样东西，去感觉它，体验它，然后又放开它。这样形成的对动作技能的控制增加了他的自信和对环境的信任。一旦婴儿进入开始观察自己的手和手的动作阶段，这就标志着协调能力的形成。这时两种不同的信息同时出现，运动的感觉和对引发运动感觉因素的观察，实际上就是运动本身，这是从自己的身体和体外两条途径获得的。如果儿童观察了自己的手是如何握紧和张开的，他就会了解并产生一副视觉图像，这是一种永恒的图像。人的大脑中有一个掌管运动整体协调的区域。我们根本不需要去查看我们的脚是如何走路的或我们的手是如何去抓东西的。一旦达到了协调就不会失去；谁一旦学会了骑自行车就不需要再去学习如何保持平衡；谁一旦学会了游泳，学会了玩一种乐器，他就永远掌握了这一技能。

当一个婴儿只能躺着、不能干更多事情的时候，当他手舞足蹈和能活动头部的时候，他就开始有追求新事物和改变位置的愿望。妈妈把孩子抱在怀里实际上就给他创造了各种探索世界的机会。

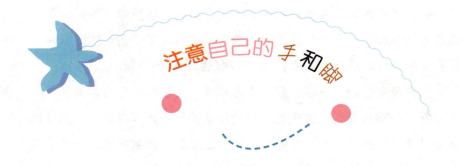

注意自己的 手 和 脚

如果婴儿注视着自己的手，我们就可以推断，他在学习如何去了解自己。经验能告诉他，行为可以产生哪些效果，他能够有效地利用它们。协同能力也开始发展了，这也意味着有目的的活动产生了。

向一个人或某一个物体伸出手显而易见是表达想要有所互动或者与之交往的意愿。这在另一方面也可以解释为：我指着这个东西，因此你可以分享我的兴趣。如果成年人的手攥成拳头是愤怒、想要争斗的表现，婴儿也同样如此。生气或不快的感觉可能是针对周围环境的，但更准确的是针对自己的身体。胀气、便秘、尿湿了和冷了常常是引起婴儿手攥成拳头的原因。

需要区分的是，"攥成拳头"和伸手去抓东西时的握紧是不同的。伸

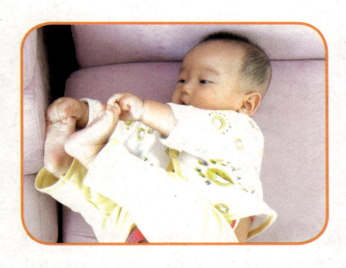

手去抓的动作不会持续很长时间，而是处于一个动态的过程中，这完全与攥紧的拳头相反。

人们经常在宝宝2之前（偶尔还在更大的年龄）看到他的手松弛、整个手腕都下垂着，这明确地表示：我不想动，我不想玩，我对与周围环境交往不感兴趣了。这个动作的潜台词一般是感到忧虑，不舒服，不满意，但也可能是太累了，想要休息。

如果整条手臂都下垂着贴着身体，那我们就要把这理解为是累了，他想睡觉了。

如果婴儿蹬脚，表示身体下部遇到了阻碍，原因可能是身体的疼痛。这时的动作是针对疼痛或者内心的压力的，婴儿试图把伤害踢开。

如果婴儿用手去碰脸，常常表示他饿了。如果手伸了出来则表达他想进行社会交往。

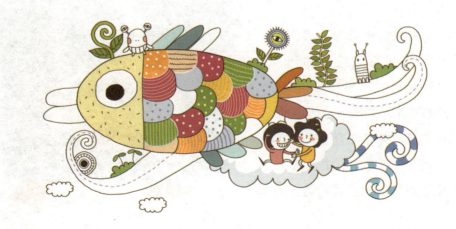

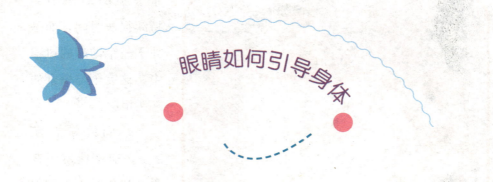

眼睛如何引导身体

　　对人类眼睛的运动我们应该已经知道其与身体的运动具有一致性。身体跟随眼睛活动。如果我们的眼睛在寻找一样物体，身体肯定会朝向视线的方向。但它还不止这些。如果眼睛看向左边，首先头也跟着转向左边，然后颈部，接着是上半身，最后我们整个身体的重量都移到了左腿上。右脚不着力。借助于身体我们完成了眼睛的转向。如果头部先动，然后眼睛才跟着看过去，这时由于姿势僵硬，瞳孔始终处于中间位置，所以我们看到的图像是模糊的。如果转动头，那么眼睛总是慢了半拍，这就好像我们在拍照时试图在调焦之前先按下快门来拍出一张清晰的照片，所以这样一个活动始终有其先后顺序。如果眼睛完全地跟着头动，必然会阻碍头部的运动。

　　如果我们跟随着眼睛，而不是眼睛跟随头部的运动，就会产生一串轻松而又流畅的动作。如果一个人眼睛看着左边，并把眼睛停留在那儿，而头却要朝向右边，动作就会很勉强，这一点我们自己试验一下就可以证实。这时一个原本很轻松的动作变得极为困难，由眼睛引起的困难很难克服。

如果一个人只动眼睛，而阻止身体活动，眼睛和身体运动的这种关系可以作为身体语言的一个明显的例子。他的不愉快几乎不能明确地表达出来，因为他害怕。我们每个人都有过这种感觉，当他半夜里一个人在寂静的街上行走，听到后面有脚步声，这时我们只动眼睛，好像身体一动就会把我们暴露出来。

因为一旦我们把头转向引起我们好奇的那个对象，那我们同时也就面临着一种危险。但如果面对的是一个物体或一个人，我们就不得不朝向它或他。如果我们不愿面对这件事或者这个人，我们就会只动动自己的眼睛，而不是脑袋。当然，此时脖子上的肌肉活动显然被抑制了。

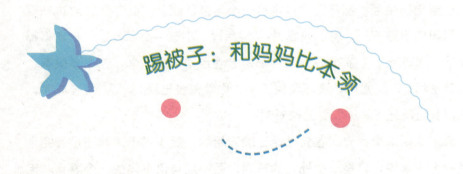

踢被子：和妈妈比本领

爱活动的孩子开始学会了踢被子，而且踢得很有技巧，能够把盖在身上的被子，毫不费力一脚蹬开，露出四肢，非常高兴地舞动肢体。妈妈认为他是热了，换上一个薄被，照样踢开，这是孩子在长力量，就是要和妈妈比试比试，看你盖得快，还是我踢得快。

不用担心，这是孩子在发育过程中

出现的正常现象。

如果怕孩子受凉，我教妈妈们一个方法，别把被子盖到孩子的脚上，让脚露在外面，当孩子把脚举起来时，被子在孩子的身上，就不能把被子踢下去了，又不会影响孩子肢体运动。

如何看待宝宝的吃手行为

小宝宝出生后，都不同程度地有一个习惯，就是"吃手"，对这一现象，妈妈们意见不一。有的妈妈说："俗话说'小孩手上三斤蜜'！非得都吃完了才不吃手。"有的妈妈说"那是老观点了，不科学，吃手多脏啊，会拉肚子的！""是啊，要赶紧纠正了，你看俊俊已经4岁了，还在吃手，现在都长出龅牙了……"到底谁对呢？

宝宝认识这个世界，首先是通过嘴开始的，而手对于大脑还没有完全发育的宝宝来说，只是一个外在的东西，而不是自己身体的一个器官。因此宝宝常会用嘴来吃手、啃玩具、咬衣角。从一开始吸吮整个手，到灵巧地吸吮某个手指，这说明：孩子大脑支配自己行动的能力有了很大的提高，从而能够促进大脑、手和眼的协调能力。对于2~3个月的宝宝来说，吃手标志着

宝宝的心理发育进入到一个新阶段——手指功能的分化和初期的手眼协调阶段，是智力发展的一种信号。家长应该为他高兴才对！著名心理学家弗洛伊德把婴儿出生后第一年称为"口腔期"，是人格发展的第一个基础阶段。吃是婴儿期获得满足的最佳、最主要途径。2～3个月的宝宝正处于口唇快感期，如果吸吮的需要得不到满足会影响其身心发展，长大以后，很容易出现咬指甲、吸烟等不良习惯，甚至容易产生脾气暴躁、心理焦虑、对人缺乏信任感等现象。家长若能细心观察，就会发现当宝宝感到不安、烦躁、紧张时，吃手会镇静宝宝的情绪。有的宝宝在浅睡状态时，会用吮手指来寻求自我安慰而重新入睡。总之，吃手是宝宝成长过程中一种心理需求和一过性行为，是宝宝一种健康的自我安慰的方式。在正常发育情况下，宝宝不会养成吃手的习惯，家长不必担心，也无需设法阻止。

虽然吃手是孩子的学习行为，但当孩子吃手时，家长还是要注意以下几个问题：

要注意孩子的手与玩具的卫生。家长要勤为孩子洗手，把玩具进行消毒处理，使孩子"吃得卫生"，避免传染病；防止异物伤害孩子。孩子能够到的地方，不要放钮扣、豆子等可能放入口中引起气管或食管异物的小物品，玩具等也要无锐角、边，否则会伤害孩子；注意"孤独"引起的吃手行为。有时家长忽视与婴儿的交流，孩子会由于缺少爱抚，以吃手的方式自我慰藉，这是一个危险的信号。这表明孩子感到孤独，需要与大人交流，应引起家长的注意。

孩子到了3～4岁还吸吮手指，则是一种倒退的行为表现。孩子焦虑和紧张时便会倒退回婴儿时期，用吸吮来满足口腔的欲望，以减少其内心的忧虑。在这背后往往隐藏着许多潜在的原因：孩子的身体问题是孩子体内缺少微量元素，像锌、铁等；孩子的心理问题是孩子心理不健康，表现为压抑、焦虑、强制、逆反等；孩子感觉无聊时也会吃手指；孩子的好奇心养成吃手的嗜好。对于已有这种不良习惯的孩子，家长在家里要注意用适当的方法对孩子进行纠正：首先要带孩子进行微量元素检查，若是因缺少微量元素引起的就要及时补铁锌类微量元素；请心理医生看看是否有心理上的毛病，若有问题的话，就要进行心理治疗；对吃手的孩子不能采取强硬措施，任何形式的打骂或惩罚都无效，且带来副作用。要以鼓励的方式来促进孩子改掉坏习惯。口头表扬：当发现孩子吃手时，你要提醒他，"好孩子是不吃的。"他若把手放下不吃，就要表扬他；物质奖励：当孩子在大人的提醒下不吃手，最好的促进作用是以物质刺激来鼓励他要除掉坏习惯的勇气，一般来说，这种方式比较奏效；转移孩子的注意力：在孩子吃手的时候，以某种特别引人注目的事来转移他的注意力，使他的心思想着另一有趣的事，而停止吃手；要培养孩子的多种兴趣：像画画、写字、弹琴、下棋、做游戏和其他体育活动等，让孩子把精力投入到这些有趣的活动中，而将吃手的嗜好逐渐淡忘。

　　3岁之前，宝宝正处于乳牙的初步发育阶段，在这个阶段宝宝的吃手行为，还不至于对宝宝日后的齿型造成太大的影响，因为每个人都有第二次的长牙机会，即便乳牙长得参差不齐，只要长恒齿时多加注意，还是有机会长出一口漂亮的恒齿来的。但是，乳牙若发育不良，还是会

产生或多或少的后遗症，所以，父
母最好能让宝宝在3岁前改掉吃手
的毛病，确保日后的牙齿健康。
3~4岁是宝宝牙床发育的关键期，
吮吸手指的动作可能会导致恒齿前
倾。因此，如果3~4岁的宝宝过度
地吃手，就有可能导致恒齿的齿
型缺陷，父母除了用各种方法来
协助宝宝改掉恶习外，也可以每
天用手指有意识地为宝宝做牙齿按
摩。按摩的方法是，用食指朝宝宝吃手时手
指的反方向做缓慢的按压动作，并注意确保成
人的手部清洁。

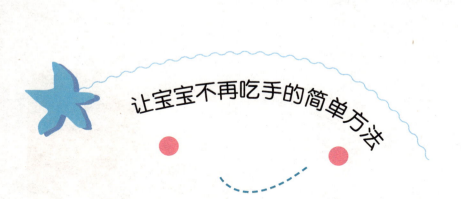

让宝宝不再吃手的简单方法

当家长发现五六岁的宝宝仍喜欢吃手指时，需要思考以下几个问题，
并且通过训练，慢慢重新培养幼儿早期的安全感。

一、母亲的情绪对孩子的影响。一个很焦虑或情绪不稳定的母亲自然
会有一个情绪焦虑的孩子，而孩子自然也会需要一个拇指来释放焦虑。

二、还可以尝试这种做法。在孩子拇指上涂抹红色的食用颜色，如

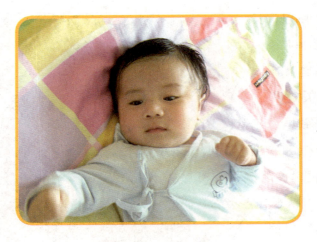

果某一天那颜色没有掉光，就给孩子一面红旗，等红旗积累到10面时可以满足孩子的一个小心愿。让孩子在完成心愿的过程中得到更大的快乐。

三、五六岁的孩子已经有了基本的意识。

如果吸吮拇指是无意识的习惯，可以让孩子睡觉前为自己的拇指套上一个指套，或轻轻地给拇指缠上线，当孩子想吸时会感到很麻烦。当然要注意缠线的力度，不能影响拇指的血液循环。另一方面，孩子常常在独处的时候吸拇指，好像拇指是陪伴他的朋友。这时父母不妨多陪伴他或是安排他与其他的小朋友一起玩耍，减轻他的孤独感。

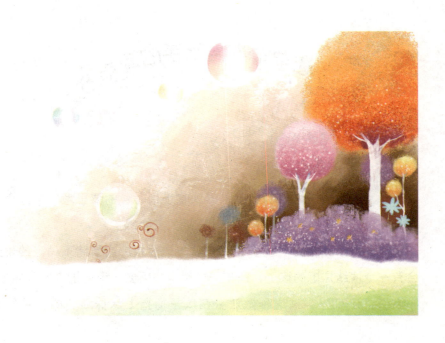

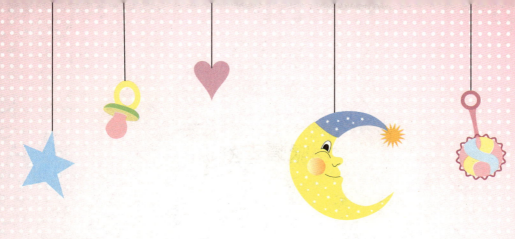

第 **4** 章

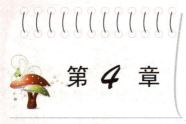

小行为，大含义，
读懂宝宝如何拓展自己的世界

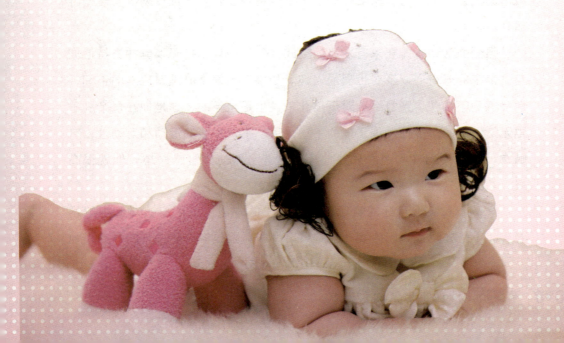

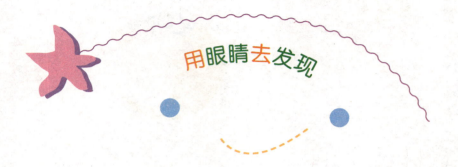

用眼睛去发现

　　1~2个月的孩子，视觉能力进一步增强，视觉已相当敏锐，能够很容易地追随移动的物体，两眼的肌肉已能协调运动，能够追随亮光。妈妈会发现，孩子总是喜欢把头转向有亮光的窗户或灯光，喜欢看鲜艳的窗帘。这就是对明暗和色彩的反应，两个月以内的婴儿最佳注视距离是15~25厘米，太远或太近，虽然也可以看到，但不能看清楚。

　　婴儿用眼睛去搜寻那些活动的物体，无论是光和影的变化，一切都能引起他的兴趣。所以建议在婴儿的小床上挂一些能活动的东西，这样能让婴儿的眼睛可以一直追逐某种活动的物体。如果他的视线中没有物体在活动，他会自己通过左右转动他的脑袋来制造。这样就有了光和影的游戏，或者婴儿以他们的方式来看待周围事物的更替变化，这反过来等同于一种运动。

　　强烈的活动本能要求有发泄的空间。孩子的目的在于唤醒并支持他们与生俱来的好奇心以及对世界的兴趣。如果他的好奇心没有施展的空间，他会感到不愉快。亲身经历对于婴儿来说也是全新的，这是他在母亲肚子里无法做到的。婴儿发现了他的手指、手、手臂和腿的运动和可动性，有触觉，能感受到冷和热。只要他还对这些全新的体验感兴趣，他就很高兴。

　　好奇心和实现目标的意愿是一种天生的本能。人们应该对此加以培养，而不是去阻止，因为婴儿会觉察出哪些风险是容许他去冒的。如果他

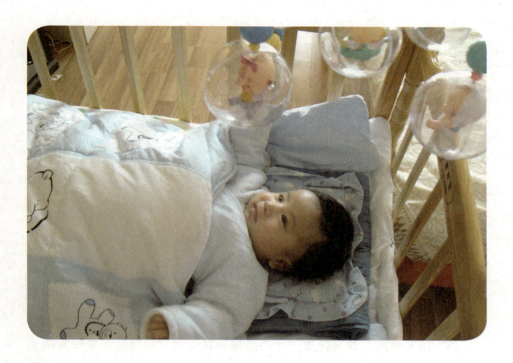

需要帮助，他就会把视线朝向照料者，或对着他哭闹。这样婴儿能够发现他自己的警报系统。

对看到东西的记忆能力进一步增强，表现在，当看到妈妈爸爸的脸时，会表现出欣喜的表情，眼睛放亮，显得非常兴奋。妈妈爸爸也会送给孩子爱的眼神，这种对视就是母爱、父爱的体现，孩子会很幸福，对孩子身心发育是非常有利的。妈妈爸爸不要以为孩子小，什么都还不懂，这是错误的观点。

我国一些有影响的权威性育儿书籍中，对婴儿视觉能力的阐述，大多集中在对视力的评价上，认为刚出生的新生儿是没有视力的，几天后才仅有光感，2个月以内的婴儿视力仅仅达到0.01。新的医学研究已经推翻了这些认识。妈妈爸爸要接受新的育儿信息，最大可能地开发孩子的潜能和智能。在孩子的一生中，这个月虽然仅仅是30天，但错过了就找不回来了，要珍惜孩子这个机会，开发孩子的视觉能力。

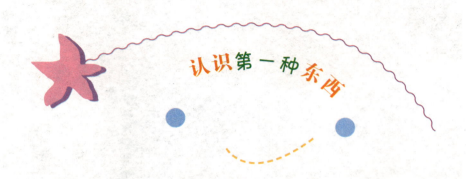

认识第一种东西

在121天后，大人继续说宝宝能动手拍打的玩具的名字，让他继续高高兴兴地表演，渐渐地他会用眼去看自己的拍打之物。有时大人还未走近玩具，就先说玩具的名称，看看宝宝的目光是否落在目的物上。如果能行，就表示宝宝已经认识这件玩具，这是从无意到有意的学习法。

在135天前后，有意让宝宝认识的第一种东西，往往是对宝宝有吸引力的东西。如家中的台灯，大人抱着宝宝坐在桌前，用手捻动开关，灯一亮一灭吸引宝宝的视线，这时大人说"灯，灯"。宝宝看到灯又同时听到声音，就很容易把两者结合起来。此时，可以让宝宝用手摸摸灯罩，多看看灯的周围，温习几次。下次大人说"灯"时，宝宝会用眼去看灯，表示宝宝认识了第一件东西。

不可以勉强教宝宝认物，否则他会啼哭和反抗，要顺其自然。有些宝宝最先认识爱看的彩图，另一些宝宝最先认识喜爱的玩具，或者认识喜欢的红皮鞋。也有些宝宝每天都盼着爸爸回来，他最先学会的是辨认爸爸开的汽车或骑的自行车。总之，大人要注意宝宝的兴趣爱好，让他先学认他所喜欢的东西。

如果宝宝不愿意学习，过1～2周再开始也不晚，只有宝宝高兴才能学成。

此外，宝宝认识了的东西，父母当天要让宝宝温习2～3次，以后每天都温习巩固。宝宝认识的物品，需要不断地强化和巩固才能记住。

认物需要语言、视觉、听觉、记忆等多种活动的参加，是大脑许多部位共同协作的结果。宝宝能够认物，能听懂语言，就进入了一个新的智力发展阶段。

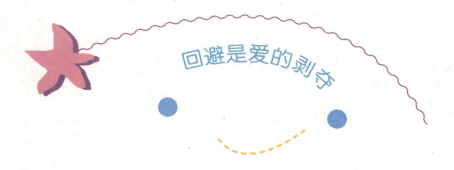

回避是爱的剥夺

回避的行为是一种先天的反应。

刚出生不久，如果婴儿的要求不能立即得到满足或者母亲一天不在，他们就会以此来"惩罚"妈妈。婴儿把头转向别处，甚至对母亲很冷淡，这似乎在说：我不想理你！

当然婴儿也能感受到母亲作为惩罚而做出的回避行为，特别是当他不知道是何原因时就更惊慌失措了。我们还无法向婴儿传达自己行为的原因和动机。因为我们与周围环境的关系与婴儿的是完全不同

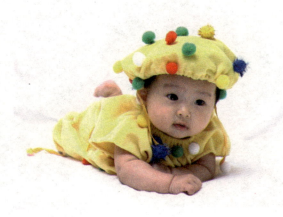

的，他们还必须去了解这个世界。

回避他人的行为在任何一种文化和社会结构中都被视为威胁和惩罚的举动。在青少年中，团体会回避那些没有按团体要求和期望行动的人，以及那些不愿服从社会习俗和一般规则的人。这种情况在成年人中同样如此。谁在活动中意识到自己不被重视，他就会感到是一种威胁：如果你不改变自己的行为举止，团体就会彻底抛弃你。

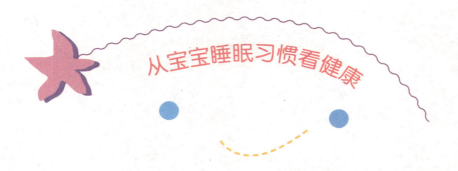

从宝宝睡眠习惯看健康

"风不吹，树不摇，小鸟不飞也不叫，小宝宝啊快睡觉。"妈妈轻轻唱着童谣，宝宝甜甜地睡着了，还面带微笑。但有的宝宝并不是这么安静地睡觉，他们好像会被惊醒，或者无故啼哭，或者比别的宝宝睡的时间都

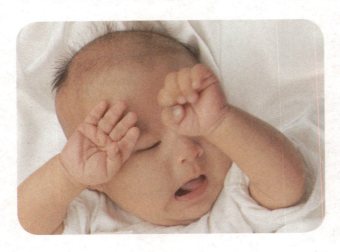

少，妈妈们很难判断这些还不会说话的小家伙到底是怎么了。专家告诉你，宝宝睡觉会惊醒、乱动都正常，但怎么哄都不乖乖睡的宝宝要引起家长注意。

睡着后哼哼唧唧扭头踢腿

什么是健康的睡眠？健康的睡眠并不是一些家长认为的安安静静。宝宝和大人一样也会做梦，也能感知自己的梦境，所以，在睡觉的过程中，眼睑运动、笑或者哼哼唧唧，也或者扭头、踢腿都是正常的。

这种睡眠，医学上叫快眼睡眠。处在这个睡眠阶段的宝宝会主动做梦，就会有以上的表现，给人造成睡觉不踏实的印象，其实是很正常的，3岁前的宝宝快眼睡眠占到睡眠总时间的1/3，所以经常可以见到宝宝睡觉时的种种可爱举动和可爱的表情。这是正常的情况，只要宝宝醒着时精神状况好，食欲也没有什么变化，家长就不需要担心。

 ### 经常性的啼哭、惊醒、多汗

此外还要格外注意的是，宝宝睡觉时是否经常性的啼哭、惊醒、多汗，尤其是头乱动，同时还伴随着后脑一圈头发稀少、甚至不长头发，如果有这样的情况，基本可以判断宝宝患有维生素D缺乏性佝偻病，也就是我们常说的缺钙，这将会影响宝宝以后的体格发育。

 ### 睡觉时突然手脚抽搐

还有一些宝宝睡觉时会有惊厥的情况，需要向各位妈妈说明的是，医学上的惊厥与我们常说的惊醒、惊吓是不一样的。如果你的宝宝在睡觉时突然手脚抽搐，可能就是惊厥的表现。小儿的惊厥常见的有两种，一种是发热惊厥，这类惊厥一般出现时间较短，在一分钟左右，它的出现都是由发热引起的，这时的宝宝体温一般在38.5℃以上，3岁前的儿童都很常见。如果不是发热引起的惊厥，同时还有面色发青、发紫等情况，则需要入院确诊宝宝是否患有癫痫。

睡眠时间特别少，可能是缺钙

除了睡觉的表现，睡觉的时间长短也是有讲究的，新生儿每天要睡18个小时左右，2~3个月的婴儿每天睡16个小时左右，4~6个月的睡14小时左右，7个月至1岁睡12小时左右，1~3岁的儿童睡10~12小时。

但我们不能教条地计算宝宝的睡眠时间，因为睡眠时间也有个体差异。上面提到的睡眠时间，只是一个基本的参考时间，多一点、少一点都没有关系，但是如果宝宝的睡眠时间和这个参考数据的差距大于2个小时，就要引起家长的注意了。一些宝宝睡得明显很少，这可能是缺钙的表现。

 嗜睡不爱动，或将影响宝宝智力

还有一些宝宝明显睡得很多，动得少、吃得少，大便也比较少，有明显的黄疸，这可能是甲状腺功能低下的表现，一定要及时就医。如果是先天性的，3个月前不及时治疗，就可能影响到宝宝的智力。如果嗜睡、不爱动的同时伴随着发热的症状，则有可能是脑炎的表现，也要及时就医。要提醒妈妈们的是，宝宝如果只是在一些特定时间，比如生病的恢复期嗜睡，病好后恢复正常睡眠，是不需要担心的，属于正常情况。

 不抱着就不睡是大人惯出来的

不抱着就睡不着、不含着乳头就睡不着、白天睡晚上不睡……这其实不是宝宝的错，这些习惯是妈妈一点一点帮宝宝养成的。

良好的睡眠不但有益宝宝的体格，也有益宝宝的大脑发育。首先，不要让宝宝养成被大人抱着睡或者含着乳头睡的习惯。从宝宝很小的时候开始，妈妈可以在每晚睡觉前给宝宝洗个澡或者洗脸等，坚持每晚睡前都重复这样的事情，然后把宝宝放在床上，唱唱歌，或者说说话，让宝宝自己入睡，一段时间之后，宝宝自己就会知道，洗完脸或洗完澡之后上床，就表示要睡觉了，他就会乖乖地自己睡。

其次，如果宝宝有"黑白颠倒"的习惯，白天就尽量多带宝宝玩一玩，尤其是晚上七八点的时候，一定不能让宝宝睡觉，这个时候睡了，晚上就睡不着了。一段时间之后，宝宝"黑白颠倒"的习惯就纠正过来了。

睡后啼哭超过半小时，家长要留心

但如果宝宝惊醒后啼哭超过半个小时，妈妈怎么哄都没用，可能就是宝宝不舒服了。宝宝因为做梦被惊醒哭泣的时间一般都不会很长，只要大人哄一哄、逗一逗就没事了，但如果怎么哄都没用，并且长时间哭泣，那可能是宝宝有肠绞痛的症状，由于婴儿的小肠比较长，所以容易有肠绞痛、肠痉挛等情况，如果不及时治疗可能会引起肠坏死。

宝宝不舒服会抓摸生殖器

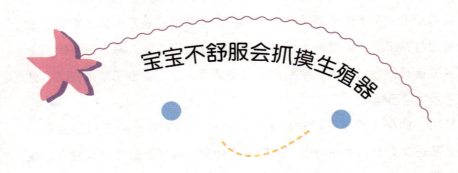

　　每个孩子都有自己的一些小习惯，这些习惯会随着孩子生长的变化而变化，甚至消失，但又代表了这个孩子的特性。想要了解孩子的这些习惯，应该先了解它出现的原因。

　　宝宝经常会伸手触摸裆部，或者在换尿布时玩弄自己的性器官。这是宝宝发育过程中常见的习惯，它会随着宝宝长大而消失，不用担心他长大也这样。

　　通常在宝宝生殖器感到不舒服的时候会这样做。比如屁屁上长湿疹、包皮里有污垢觉得痒痒。还有一些宝宝是因小鸡鸡伸手就可以摸到，所以当想要抓摸物品时，往往会先摸小鸡鸡。时间长了兴趣不断加深，这种行为变成了很自然的无意识习惯。

　　妈妈首先要检查宝宝的生殖器是否有异样，比如湿疹、包皮里有污垢等。最好咨询医生如何处理，问题解决了，他自然不会抓摸生殖器了。如果宝宝一切正常，但又有这个习惯，说明他现在很无聊，需要你的关爱和陪伴。多和他在一起聊天、玩耍，他会把这个习惯慢慢淡忘。另外，即使宝宝经常摸自己的生殖器，也不会对性器官造成不良影响，所以妈妈不用过于担心。

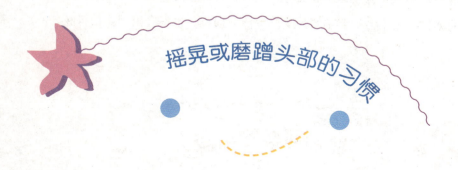

摇晃或磨蹭头部的习惯

宝宝摇晃脑袋的样子各种各样，有的喜欢左右摇摆，有的喜欢上下晃动。还有些宝宝喜欢在布料上蹭脑袋，或者用毛巾擦抚自己的小脸蛋。

宝宝毫无原因的晃动头部，可能是他喜欢摇头时会看到的不同的景象，或者是头部摇摆时可以感触到不同的物体。但有些宝宝晃头、蹭头是有原因的，比如宝宝头上长了湿疹、痱子或因为清洗不及时出现头垢，在痒得难受时摇一摇，蹭一蹭能让他舒服很多。如果宝宝在被褥上磨蹭头部，则说明他想要睡觉了。

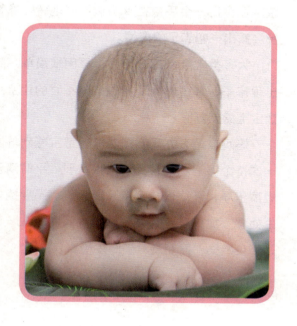

赶快查查宝宝头上、脸上是不是出现问题，如果是湿疹、痱子，最好听听医生的建议再处理。每天给宝宝洗一次头，保持清洁，也可

以预防这些问题。

　　如果宝宝只是单纯地喜欢用头部感觉和了解周围的事物，那就给他这个机会，这是在宝宝发育过程中经常会看到的，很正常。一旦他学会用手触摸，摇头、蹭头这些初级的认知手段自然就不需要了。妈妈大可放心，这种摇头的动作一般不会对宝宝的大脑产生什么损害，也不会出现头晕目眩。

抓挠可怜的小耳朵

　　可怜的小耳朵被宝宝胖乎乎的小手时而抓抓，时而拽拽，时而挠挠。宝宝还会用一个手指在耳洞边不停地转，像是掏耳朵。通常宝宝搔耳朵时都会露出一幅满足的表情。

　　大多数宝宝有这个习惯，原因很简单：痒痒。宝宝的耳朵后面很容易出现疹子，耳道里的耳垢也会时不时的让宝宝痒一把。所以抓抓、挠挠能让宝宝感到舒服。

　　妈妈该怎么办呢？既然能让宝宝感到舒服，那就不需要制止他，让他一次挠个够吧。耳朵的清洁很重要，平时清洗时用湿毛巾把耳廓、耳后轻轻擦干净，还要保持宝宝耳道干燥。不要擅自给宝宝掏耳朵，最好交给医生处理。如果宝宝耳朵发出很难闻的气味，还一边搔耳朵一边哭，就可能是耳朵感染，需要及时到医院检查。

宝宝喜欢拽头发

有些宝宝喜欢抓住自己的头发往下拽，弄得头发越来越少。宝宝的个性不同，拽头发的动作也不同，有抓拽的、有拉扯的、有揉摸的，还有边抓边挠的。

宝宝有这样的行为，通常是在告诉你"我不高兴，很郁闷"。比如在他困倦时，就喜欢通过拉扯头发来稳定情绪。对于婴儿期的宝宝，这种习惯很正常，可以帮助宝宝发泄不满情绪。

对小宝宝来说，这种习惯只是一个阶段性的行为，随着宝宝长大会慢慢消失，所以妈妈们不必过于担心。但是为避免指甲划伤宝宝皮肤，要给他勤剪指甲。

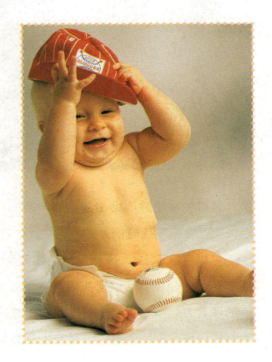

此外，要找到宝宝不高兴的原因，并及时满足他的需要。比如给他吃点东西或喝点水，他就不会再用抓头发来发泄了。对大宝宝就需要耐心纠正，关键也是找到压力的来源，帮宝宝慢慢放松。

宝宝经常撞头是怎么了

　　宝宝经常会用头撞向被褥、沙发、墙壁、地板，其中有些宝宝是因为高兴，而有些宝宝则相反，只有不高兴时才这样做。

　　对这种习惯的解释有很多，有些宝宝想通过撞头传达出某种信号或意愿。比如他做不出自己想要做到的事情，或者得不到想要得到的东西，等

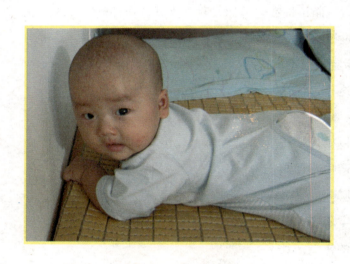

等。还有些宝宝只是想要听听碰撞时发出的"咣咣"声或者体会疼痛的感觉。大一点的宝宝可能为了缓解压力，而采取这种行为。

　　这种习惯往往令妈妈们十分担心"头撞坏了怎么办？"其实，轻微的磕碰并不会引起脑部的损伤，而且宝宝也会保护自己，他很聪明，自己会控制磕碰的力度，不会让自己顶着满头大包的。

　　对小宝宝来说，这种习惯通常是无意识的，要理解孩子的意愿，对症下药。比如在他习惯撞头的地方垫上一个软垫，再找些有趣的玩具吸引他的注意力，听不到"咣咣"声，感觉不到疼痛，宝宝自然会放弃这个行为，转向更有趣的玩具。或是在他开始撞头前就满足他的需要，不给他撞

头的机会。

对大一点的宝宝来说，这个习惯往往是有意的，不要要求孩子做一些他能力之外的事。在他紧张、烦躁时，可以带他到户外散散心，或做一些他喜欢的游戏，帮他放松。还要明确地告诉他"爸爸妈妈都很爱你，你不用害怕，也不用紧张"。

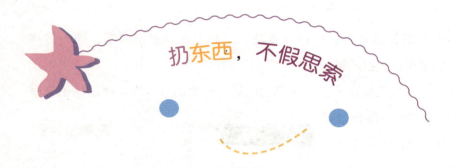

扔东西，不假思索

只要能伸手能够到的东西，宝宝都会不假思索地扔到地上。尤其1岁左右，还被称为"扔东西时期"。

大多数宝宝只是想证明他可以自己拿到想要的东西，并按自己的意愿"处决"它。当他把手里的东西扔到地上时，妈妈脸上怪异的表情也是支持宝宝坚持这个习惯的动力。

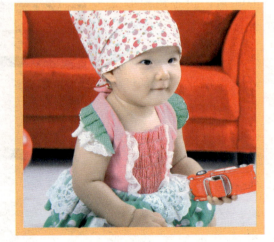

对这种习惯妈妈不用干涉，这只是宝宝成长的一个必经的过程。最好把贵重的、对宝宝有威胁的东西收好，保证宝宝的安全，比如热水杯、尖锐的物品等。对他的这种习惯，父母也不要表现得很惊讶，平静地帮他捡起来就可以。过一段时间宝宝玩腻了，自然会放弃这个习惯。

咬牙发狠，宝宝要火拼

小拳头攥得紧紧的，一边咬着牙，一边狠狠地发出"嗯、嗯"的声音，一副要和谁火拼的架势。

这个习惯通常出现在宝宝长牙的时候，一方面咬牙可以缓解他出牙时不舒服的感觉，另一方面他有意向你显示"看到我的牙了吗！"

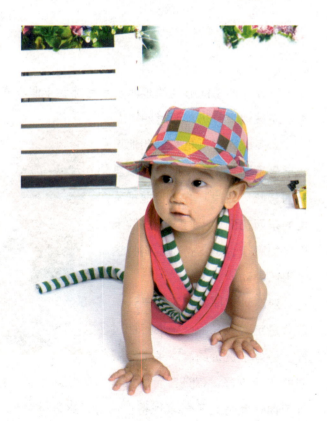

父母先要保证别被他吓到，也不用担心宝宝这样做有什么不好。他用自己的方式让自己舒服，你应该为有这么个聪明的宝宝感到高兴，也可以给宝宝准备一些牙胶，让他咬咬，但不要把手放在他嘴里，这样做很不卫生，而且很可能被宝宝咬到。

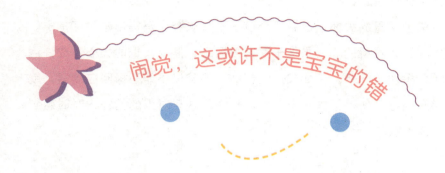

闹觉，这或许不是宝宝的错

宝宝喜欢抱着睡，是宝宝的错吗？刚刚出生3个多月的宝宝，在给全家人带来无尽欢乐的同时，也给爸爸妈妈带来了烦恼。小婴儿怎么会让爸爸妈妈有如此感受呢？

我女儿3个多月，白天要抱着才能睡好，只要到床上，睡得就不安稳，半个小时就会醒来，如果抱着睡能睡好几个小时，晚上七八点睡，能连续睡上四五个小时，吃奶后很快又入睡，直到凌晨3、4点钟。一般4点以后就开始一个小时醒一次，我们夫妇俩感觉带孩子好累啊，这是怎么回事？我该怎么办呀？

这位妈妈所遇到的问题是比较普遍的，许多新手父母会遇到宝宝睡眠问题。其实，不但新手父母会遇到宝宝睡眠问题，到了幼儿时期也同样有这样的问题。

关于小儿睡眠问题，几乎在所有育儿书上都有比较详细的阐述，虽然在说法上各有不同，但大多数学者认为，在某种程度上可以说这不是孩子的问题，而是父母的问题。良好的睡眠习惯是需要父母帮助孩子建立的。如果父母不能很好地理解孩子，就会把正常现象当异常，把孩子正常反应当异样。父母对孩子的回应会直接影响孩子的行为。

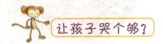

让孩子哭个够？

喜欢让孩子哭个够的父母大多是这样的理由：孩子哭就抱会把孩子惯

坏了，孩子很难独立。

　　孩子需要父母的关怀，没有哪个孩子不喜欢躺在妈妈温暖的怀抱里。这是很容易让人理解的。如果孩子哭得很厉害，需要父母的关心，或许遇到自己不能解决的问题，需要父母的帮助，而父母不能积极回应的话，就会伤害孩子情感，使孩子失去安全感，长大了缺乏对人的信任，时时感到孤独，抑郁寡欢。

一声也不能让孩子哭？

　　但我也不赞成一味迁就孩子。父母要允许孩子有自己的情感流露。切莫动辄就去干扰孩子，不让孩子哭一声。其实再小的孩子也需要有自己的空间。尽管小婴儿需要自己的空间时间很短，做父母的也应该给予。

　　如果宝宝在睡觉中伸个懒腰、打个哈欠、皱一下眉头、做一个怪相……妈妈就马上去抱或去拍，这就是过多地干预孩子。如果妈妈不去马上碰孩子，孩子有自己的自由空间，就不会这样烦躁易醒了。

　　可能孩子本来就没有醒，妈妈一碰反倒醒了。妈妈恰恰就认为没有及时把孩子抱起来或拍一拍，孩子才醒了。这就是认识上的问题。

　　父母是否知道这些？

每个孩子的睡眠习惯和方式不尽相同

　　你的孩子不会和其他孩子完全一样。你要尊重你孩子的睡眠选择。

　　如果新手父母了解婴儿这些睡眠特点，是否能够对自己宝宝的某些睡眠问题释然了呢？

　　关于孩子睡眠问题，难以给出简单的答复和指令性的要求，每个孩子都不一样，生活在孩子身边的父母会更多地知道宝宝需要什么，怎么能让宝

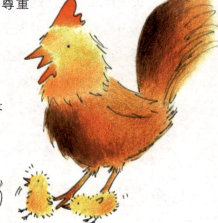

宝入睡。宝宝需要睡多长时间，只有他自己知道，父母应该给宝宝应有的自由。不要总是试图控制宝宝，那不是对宝宝的疼爱，有时反而会耽误了孩子。

新手妈妈，您的困惑还有吗？上面那位妈妈应该高兴，你的宝宝夜间睡得不错，这是很好的。3个多月的孩子，白天不睡很长时间也是正常的，为什么非要让孩子一觉睡几个小时呢？如果孩子困倦了，会自然入睡的。 如果孩子醒了，就和宝宝说说话，做一些小游戏。如果父母坚信宝宝必须抱着才能入睡，父母就会整日抱着宝宝睡觉，有妈妈抱着睡当然比自己躺在床上睡舒服，孩子不会拒绝妈妈抱着他睡，慢慢就习惯父母抱着睡了。那样父母就会很累，要逐步改变过来。

有的孩子一开始是抱着能哄睡，慢慢也不行了，要边抱边摇才能哄睡，过一段时间，这一招又不灵了，要父母抱着站起来在室内来回走动。甚至有父母得站在席梦思床上悠着孩子。这是爸爸妈妈不断"培养"的结果。

这样的孩子首先要排除疾病性哭闹，有小小的轻微脑功能障碍（如生产过程中有窒息史、难产史，新生儿期有缺血缺氧性脑病、严重黄疸）的孩子多有睡眠问题。这样的孩子长大后可能会患多动症，但这种情况并不多见。

不要增加新的哄睡方法，孩子就不会无休止地发展下去，妈妈白天在孩子睡觉时抓紧时间休息。随着孩子月龄的增长，或许会自然好起来的。

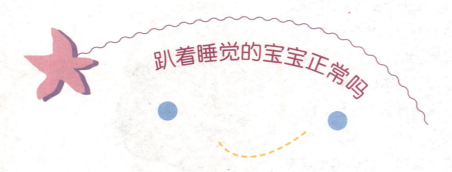

趴着睡觉的宝宝正常吗

　　有的婴儿会趴着睡，父母不知道孩子趴着睡是否正常，有的老人就会告诉年轻的妈妈，小儿趴着睡，可能是肚子有虫子或小儿肚子痛。

　　虽然睡觉时妈妈明明看到孩子是仰着睡的，怎么现在趴过来了呢？而且，有许多婴儿开始喜欢上了这种睡觉姿势。妈妈把孩子变成仰卧，可是不一会儿，孩子就又趴过来了。

　　婴儿如果能够自由地变换体位，大多是采取他舒服的姿势睡眠。喜欢趴着睡的婴儿，大多是感觉这样睡比较舒服，而不是有什么疾病。婴儿可能也不会整个晚上都采取趴着睡的姿势，可能会仰卧或侧卧一会儿，再俯卧一会儿，不断地变换睡姿，这是很正常的。

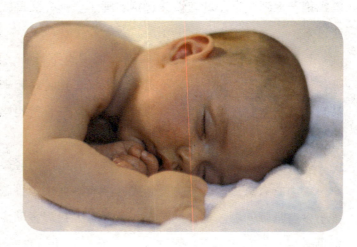

　　趴着睡安全吗？

　　父母对此不必担心。婴儿采取仰卧位睡眠比较安全，那是针对3个月前的小小婴儿。小小婴儿还不会竖立头，趴着睡有堵塞口鼻引起窒息的危险，即使是侧着睡也会因为吐奶，堵塞口鼻，引发危险。婴儿大了，能自由转动头部和颈部了，即使俯卧时也会把头转过来，脸朝一边躺着，而不会把脸埋在床上或枕头上。

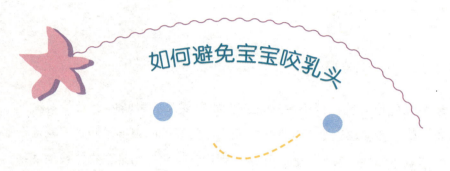

如何避免宝宝咬乳头

有的宝宝4个月就开始有牙齿萌出。在牙齿萌出前，宝宝会咬乳头；妈妈的乳头本来让宝宝吸吮得很嫩了，宝宝一咬会很痛的。当宝宝咬妈妈的乳头时，妈妈本能地向后躲闪，结果宝宝还咬吸着乳头，会把妈妈的乳头拽得很长，使妈妈更痛。宝宝还没有吃饱，一往外拽乳头，宝宝会更加死死地咬住乳头，使妈妈出现乳头皲裂。

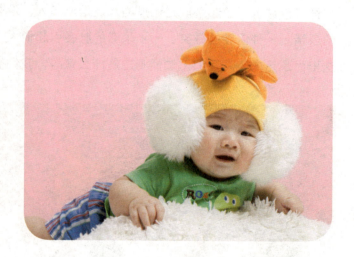

如何避免这种情况发生？

很简单，当宝宝咬乳头时，妈妈马上用手按住宝宝的下颌，宝宝就会松开乳头的。如果宝宝要出牙，频繁咬妈妈的乳头，喂奶前可以给宝宝一个没有孔的橡皮奶头，让宝宝吸吮磨磨牙床。10分钟后，妈妈再给宝宝喂奶，就会减少咬妈妈乳头的概率了。

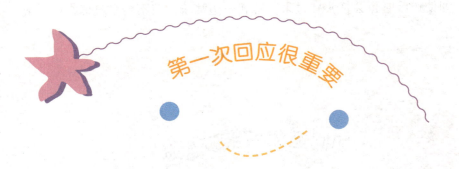

第一次回应很重要

　　新生儿的信号就已经不会被混淆。如果婴儿的眼睛闪着光芒，那就是告诉我们：我喜欢这个，我还要！相反，如果他的眼神呆滞，那就是在说：我感到不愉快，我没兴趣、无聊、别理我！头转向某个物体或是从某个物体上转开都是明确的标志。

　　如果对婴儿的微笑母亲也报以微笑，那就给婴儿一个信号，他的微笑会得到一个积极的反馈。但如果母亲持续地微笑，结果却会导致婴儿把头扭开或者甚至哭了起来。无论是婴儿还是成年人，没有人会喜欢一种僵硬的表情。一种僵硬的微笑、一张呆滞的脸会引起他人不愉快的感觉，因为这里面毫无内容。我们无法预测这是什么意思，我们被弄糊涂了，对此的反应只能是消极的，所以这时尽管母亲是在微笑着，但却把婴儿引哭了。因此即使是微笑也必须处于动态过程之中，而不能是一个持续的状态。

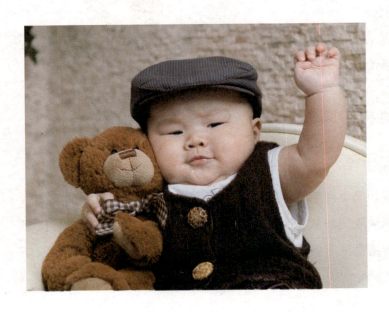

孩子可能表现出非常的悲伤，表现出一种通常的不愉快。这时母亲最好也给他一个悲伤的表情，模仿他，就像回应他的微笑时一样，由此告诉孩子：我已感受到你的悲伤、你的不满了。母亲的面部表情是对孩子表情的必要回应。

接着母亲可以再向孩子展现微笑或者其他刺激。当然我们的表情要与孩子的相一致。否则你的表情很容易引起误解或使人觉得不被尊重，这样就更增强了他的不愉快感。所以我们首先要给以同情：我可怜的孩子，你很伤心！接着微笑着向他建议：我们可以做一个新的游戏！

当宝宝开始对我们笑，关系就在宝宝的内心发展起来了。初次印象很重要，一个笑脸，会让宝宝感受到被接纳。对宝宝的笑我们及时给予回应了，他就开始喜欢微笑了。

第一印象有多重要呢？以下是我经常自嘲的一个笑话：我生出来的时候有4.3千克，属于巨大儿，出生时差点把妈妈给折腾死（那时候乡下没有剖宫产）（为此，我一直对妈妈有一种愧疚感，这是后话）。生下来的时候，全身毛发很浓密，脸黑（像外公），很丑。所有人见我的第一句话：这孩子怎么这样丑。我想我当时一定听到了，直到今天，我对自己的长相都没有自信，哪怕偶尔有人说我帅。

这看似很荒唐，但确实是合理的。对母亲的认同是婴儿的本能行为，比如，我妈妈是容易焦虑的人，她经常会皱着眉头和我说话，慢慢地，我也认同了这样皱着眉说话了。

宝宝的笑，是他自发的，但持续维持这样的愉悦，则是家庭和环境的影响结果。因此，当你需要面对宝宝的时候，就用充满爱的心，用最真诚的笑容去面对他吧！充满信任、爱和相互关心的人际关系模式，在宝宝心里形成了，那么他将来的人际关系模式就是这样。

保护自己：天生的恐惧

　　我们与生俱来会恐惧，而它的功能首先在于保护自己。孩子必须学会倾听这种恐惧，然后一次又一次地克服它。我前面提到过对陌生人的恐惧。每一个陌生人似乎都是潜在的侵略者。

　　恐惧在孩子身上总是表现得淋漓尽致。他们睁大眼睛，头向后缩，肩膀耸起；身体蜷缩起来。这一切都是潜在的逃跑、躲藏的行为，只是它们无法实现。如果孩子能够逃跑并且能成功地把自己藏起来，他们会把自己缩成一团，以此来消除恐惧。由于恐惧而引起的紧张通过运动和舒展身体而逐渐得以缓解，能量得以释放。

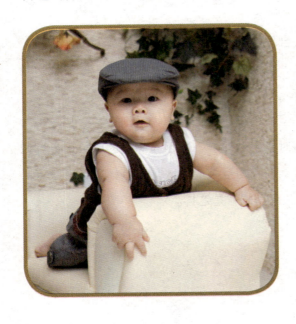

孩子看到的是成年人的世界；在他眼中，这个世界是巨大的，而且充满威胁，因为成年人常常不允许他做想做的事。他们经常会激起他的攻击性，但是孩子几乎很少能够成功地反抗成年人而去做自己想做的事。那个他们耳熟能详的童话世界和他们想象的世界更接近，在童话世界里，有坏人和好人，而好人永远会赢得最后的胜利。尽管在故事的最初阶段，坏人似乎总是得逞于一时，但最后必然是道德取向与人物形象相统一。孩子很自然地认同这些人物，并且认识到，至少在幻想中，或者说在理论上，恐惧是可以战胜的。如果故事和图片向孩子有所隐瞒，而没有提及恐惧，那孩子将无法学会如何去克服恐惧。

睡前，孩子总是要他们的玩具、玩具手枪，这样他们才感到安全。我的大儿子总是要我示范，如果出现巫婆该怎么办。当我击退巫婆或者我用语言"滚开，巫婆！"把她赶走，他会笑成一团，倒坐在垫子上。

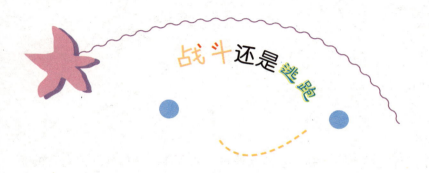

战斗还是逃跑

攻击信号出现在孩子身上和在成年人身上没什么区别。他们抬起头，和身体成一条直线。双眼紧张地直视对方。在攻击的时候，眉毛拧在一起，这表示，攻击完全集中在妨碍我的人或者说我的对手身上。这种全神贯注引起了身体上的一系列连锁反应。脖子变得僵硬，以防止不相关的声音和事物分散注意力。拧在一起的双眉的基本作用是，不会因战斗时产生的热量而使汗水从前额流到眼睛里。

拳头紧握，和大人一模一样。最有趣的是，所有脸部线条都耷拉了下来。从这里可以看出，他们努力把所有力量都集中到他双脚所在的地面上。在这个时候，脚踩实地面能加强攻击性。孩子双脚着地，是为战斗做准备的必要前提。一方面这表示：别想轻易把我撞倒！我要保卫自己的地盘！同样，跳跃也需要一个牢固的起点。正是这里给了我们足够的力量去跳跃。而与此相反的是：我需要呼吸更多的空气来逃跑，我必须迅速离开地面。我与地面的接触越不固定，我逃离现实、逃离现状就越容易。

如果一个人的脚在地面上游移不定，那他就倾向于逃跑；如果他以耷拉着脸部肌肉来表现他正努力把双脚钉在地面上，这表现出他的愤怒，并且想要通过攻击来宣泄。

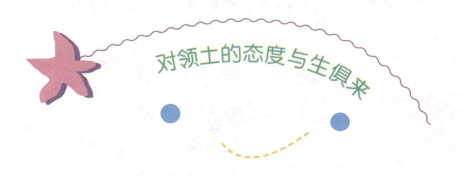

对领土的态度与生俱来

孩子所捍卫的第一块领土当然是他自己的身体。"任何人违背我的意愿而侵犯我的身体都会激起我的攻击性"。母亲硬要把调羹塞到孩子的嘴里，他会把头别开，然后用手挡开调羹。孩子希望用这种方式来结束这件违背他意愿的事儿，如果这不起作用，会引发他的攻击性。他是在捍卫自己的领土。在我的记忆中，如果洋娃娃或者某个人靠得太近，超过了我孩子认可的领土警戒

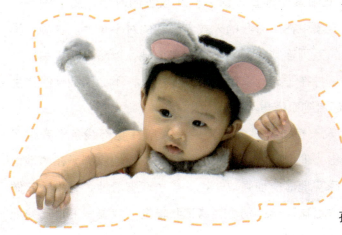

线，或者他们出现得太突然，他还不能适应这个新的距离，他的反应就会带有攻击性。这种把身体作为自己的领土来捍卫，在孩子身上主要是针对违背他们意愿硬要让他们吃饭，而对于成年人来说，这点在男女关系上也极为重要。因为女人不能容忍男人对她的侵犯。只有当她同意，当她做好准备时，这才不构成强奸。

对于儿童的这种领土意识我们可以这样来理解：强迫孩子吃饭，等同于强奸。孩子明确地表明了他的态度。他推开调羹，别开头，用舌头挡住食物并把它吐出来。人们强迫孩子吃饭，会使孩子养成糟糕的吃饭习惯。

孩子推开不想要的东西，长大以后，当自己无法摆脱引起攻击性的原因时，就会进一步发展为扔东西。这时在向自己和别人显示，那些让我们觉得心烦和压抑的东西会被丢掉。这在孩子身上早就出现了。

恐惧和不安会引起腹泻并且被吓得尿裤子。呕吐也属于这一类型。身体试图摆脱一些东西，试图摆脱不快的情绪。由于他无法摆脱一个抽象的东西，因此只能从生理层面上来代替。

这种现象往往和恐惧以及攻击有关，但也不排除其它原因。

比如说，哄孩子上床却不顾他的反对把他一个人留在房间里，没有人回应他的眼泪。不可避免地，孩子会因此产生攻击性。他一个人在一间黑暗的房间里，往往会产生恐惧。正在长牙的孩子会比其他人更为脆弱（他们的免疫系统也是如此）。他们经常感到很孤单，他们需要父母的怀抱。如果这个愿望没有得到满足，他们会感到恐惧，而由于恐惧常常会导致腹泻。

亲近孩子，接近他们

　　孩子早在一岁的时候，即使他只能爬，他也会爬到其他一群孩子中去，他会想尽一切办法并且容忍兄弟姐妹对他做的一切，只是为了能够属于他们。如果一个孩子去接近一个现有的团体，他肯定会产生一种本能的羞涩，但他会尊重这个团体的领地，尊重他们的领土。他围着这个团体，尝试着接近，直到引起这个团体的注意，而别人也许在游戏时会算上他一份。挑衅通常也是一种手段。孩子坐在电视机前，而最小的孩子挡住了画面，他知道，其他人必须对他有所反应。

　　亲近行为能够通过直接的回应得到强化，一个陌生孩子常常表面上自己在玩，然而眼睛却不断地东张西望，看着其他人对自己的举动有什么反应，他想吸引别人对他的注意。这个时候，他心里认为别人也许会开始模仿他的游戏，想要得到和他相似的东西。这种一体化的冲动意味着：看吧，我做的事和你差不多，也就是我们目标一致，为什么不一起来完成它呢？

　　无论孩子是在荡秋千，骑自行车，玩石头还是拿着跟小木棍跳

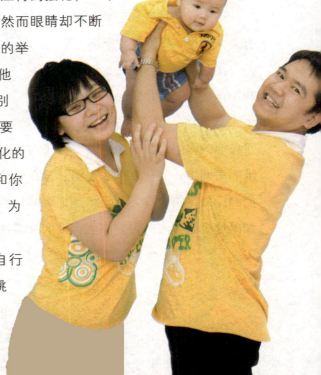

舞或者跳来跳去，他除了对别的东西偶尔瞄上几眼，注意力始终集中在那个团体上，希望能够接近他们。

宝宝学走路不是突然事件

一般来说，宝宝需要先会扶着东西站或走，接下来，他才能犹犹豫豫地朝着你伸开的双臂摇摇晃晃地走过去。不过，之后他就会一发不可收拾，开始跑跑跳跳地告别婴儿时期了。蹒跚学步，是宝宝迈向独立的关键一步。

 宝宝什么时候开始走路？

宝宝出生后的头1年，是他整个身体协调性和肌肉力量发育的关键时期。他要先学会坐、翻身和爬，到8个月左右时才能扶着东西站立起来。接下来，就是增加信心和掌握平衡能力的问题了。

多数宝宝在9～12个月时迈出人生的第一步，到14或15个月时，就已经能走得很好了。不过，如果你的宝宝学走路较晚，你也不用担心，很多完全正常的孩子都要到16或17个月时才能学会走路。

 宝宝怎样学习走路？

刚出生时，宝宝的腿不够有力，无法支持自己的身体，不过，如果你从宝宝的腋下扶住他，他就能把腿垂下来，用双脚蹬在较硬的表面上，就好像走路一样。这是一种天生的条件反射，宝宝的这种行为只会持续两三个月。

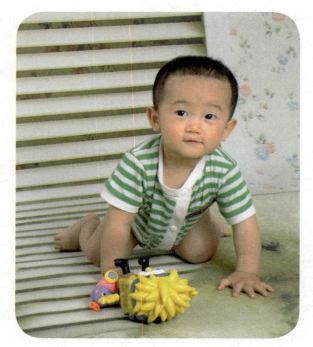

宝宝到 5 个月左右时，就可以由你扶着他在你的大腿上蹦一蹦了。在此后的两三个月里，宝宝最喜欢的活动就是这样蹦。事实上，随着宝宝依次学会翻身、坐起和爬行，他的腿部肌肉力量会不断加强。

到 8 个月左右时，宝宝大概开始能自己扶着家具站起来了，所以，一定要确保他能接触到的东西都是牢靠稳固的。如果再有大人在旁边扶着，让宝宝靠着沙发，小家伙就会很拼命站好。再过两三个星期后，宝宝就会开始扶着东西走上几步。他甚至可能会松开手，不扶东西独自站上一会儿。一旦他学会不用支撑站立的技巧，当你扶着宝宝走时，他也许能向前迈步走出去，甚至还能在站着的时候弯腰捡起玩具来。

到 9 或 10 个月大时，宝宝会开始掌握如何弯曲膝盖，并学会从站立的姿势坐下来，这可比你想象的要难得多！

到 11 个月大时，宝宝很可能已经掌握了独自站立、弯腰和蹲下的要领，甚至还能抓着你的手向前走，不过，可能至少还需要几周时间，他才能开始自己独立迈步走。多数宝宝在最初学步时主要是用脚尖走，并且双脚呈外八字。

到 13 个月大时，有 3/4 的宝宝都已经能自己走路了，只不过还是摇摇晃晃的。如果你家宝宝到这时候还要扶着东西走，那也完全正常，他还需要一些时间才能自己走。

宝宝会走之后

宝宝能自己走路后，将会开始学习以下更高级的行动技巧：

14个月大的孩子应该能够独自站立，他很可能会蹲下再站起来，甚至还可能尝试倒退着走路。

15个月的孩子可能已经走得很稳了，这时他可能会喜欢一边蹒跚而行，一边玩小推车这样的推拉玩具。

到16个月的时候，孩子会开始对上下楼梯产生兴趣，但可能还需要几个月才能独立完成这样的活动。

到18个月时，宝宝应该可以走得相当好了。他可能喜欢在家具上爬上爬下，也许还会爬楼梯，不过，下楼梯仍然需要别人扶，大约还需要几个月的时间，他才能独立下楼梯。他也许会试着去踢球，不过，有时候可能踢不到球，他也许还喜欢随着音乐跳舞呢。

到25或26个月时，宝宝走路的步子将越来越平稳均匀，而且也学会了大人那种从脚跟到脚尖的落地顺序。他的跳跃动作也越来越熟练了。

到3岁左右时，很多身体的基本动作都会成为孩子的第二本能。他不再需要集中精力来完成行走、站立、跑步、跳跃等动作，但有一些动作，比如踮脚尖站和单脚站，可能仍需要专心努力才能完成。

怎样帮助宝宝学走路？

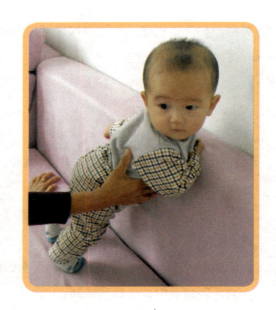

当宝宝学会扶着东西站起来后，你可能需要帮他一把，让他明白怎样重新坐下来。如果宝宝站在那儿不知道怎么办并且冲着你哭时，不要只把他抱起来再放下，而是应该教他怎样弯曲膝盖，让他学会自己坐下而不跌倒，然后再让他自己试着做一遍。

你可以站或跪在宝宝面前，伸出双手，鼓励他向你走过来。或者你也可以拉着宝宝的两只手向自己这边走。宝宝可能也喜欢在走路时扶着小推车或可以扶着走的玩具。你要选择坚固可靠、支撑底座比较宽的学步玩具。不过，有专家反对给宝宝使用学步车，因为孩子在学步车里能非常容易四处走动，这可能会影响他大腿肌肉的正常发育。而且借助学步车，孩子还能够到平时够不着的有毒物品或发烫的东西，非常不安全。

你可以等孩子能走到室外或经常在较粗糙冰凉的表面上行走时，再开始给孩子穿鞋，因为光脚能增强孩子的平衡性和协调性。

同样，在宝宝练习走路等新技能时，父母要确保他周围的环境既安全又柔软。你可以按照我们的儿童安全指南来检查你家的环境，并且要保证宝宝身边一直有人看护。

需要提醒你的是，如果你的宝宝只是学走路学得慢一些，你完全不需要担心。但如果他的进度远远落后于其他孩子，你可能需要带他去看医生。总之，要记住：孩子们的生长发育进程各不相同，通常来说，早产儿到达发育里程碑的时间可能会比同龄的其他孩子晚一些。

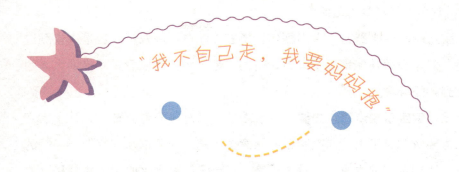

"我不自己走，我要妈妈抱"

宝宝不爱自己走路，有很多种情况，找对原因，才能找到解决的办法。

 他的小腿还不够强壮

1岁多的宝宝身体尚未发育成熟，腿部力量弱，容易觉得腿酸、走不动。所以，如果外出需要走相对长的路，如去公园游玩时，妈妈不妨带上小推车，当宝宝提出"累了不想走路"的要求时，让他坐在小推车里适当地休息一下。

随着腿部肌肉力量的增强，宝宝会越来越多地自己走路，让妈妈抱的要求也会随之减少。

 他害怕摔跤

如果宝宝在走路时有过比较严重的摔跤经历，胆子小一些的宝宝会害怕自己走路。这在刚学会走路、还不够自信的宝宝中比较常见。此时，爸爸妈妈不要强迫他，可以在注意安全保护的同时，采用游戏的方式来引导宝宝重新迈步。比如拿着宝宝最喜欢的玩具，在远处"引诱"他，让他因为感兴趣的东西而暂时忘了恐惧。

走路失去了最初的魅力

宝宝刚学会走路时，有强烈的愿望去支配自己的双腿，但是兴奋劲过去后，对学会的技能丧失了兴趣，有的"懒"宝宝就愿意重新借助大人的怀抱到各处看看。

要让宝宝喜欢走路，先要为宝宝准备一双舒服好看的鞋子，许多宝宝会因为要炫耀鞋子上的漂亮图案而愿意多走路；还可以和宝宝做一走路的游戏，比如走"独木桥"、踩影子等，定一个比宝宝平时走的距离稍远的终点，比赛谁先走到，等等。

他想和妈妈多亲密

有些妈妈工作很忙，很少有时间陪伴宝宝，当宝宝有机会和妈妈在一起时，就会希望多和妈妈亲热一会儿，于是，"聪明"的宝宝便放弃了走路，来赢得更多的妈妈抱的机会。

如果是这种情况，妈妈不妨在平时多抽出一些时间陪伴宝宝，和宝宝在一起的时间，尽量多些肢体的亲密接触，比如和宝宝依偎在一起读图画书，手拉手去探险，等等。只有和妈妈建立起安全型的依恋关系，宝宝才会更自信、更积极地探索外部世界。

他不想只看到成人的大腿

这是一位妈妈的亲身经历，一次，当她的宝宝在商场里哭闹着不肯再走的时候，她蹲下身才发现，宝宝的眼里没有琳琅满目的商品，只有像树林一样数不清的成人的大腿。于是，她立刻把宝宝抱了起来，走出了商场。

所以，当我们带宝宝外出时，一定要充分考虑到宝宝的身高问题，多带他去户外玩耍，而尽量少去人比较多的公共场所。

 也许是汽车尾气惹的祸

在一些汽车较多、空气较差的地方，因为宝宝的个头和汽车尾气在同一个水平线上，有些敏感的宝宝会对污浊的空气感到不舒服，而更愿意让妈妈抱起来。

其实，除了让宝宝自己走路的妈妈，用婴儿车推着宝宝外出的妈妈也要注意，车辆较多的大马路，哪怕是旁边的人行道，都不是带宝宝散步的好去处。当不得不路过这些地方时，妈妈要尽量把宝宝抱起来，以免宝宝过多地吸入废气。

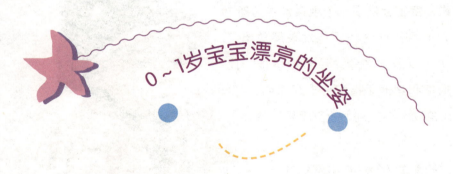

0~1岁宝宝漂亮的坐姿

宝宝在4个月左右的时候，已经获得了头部和眼部运动所需要的肌肉控制能力，因此可以对周围有趣的事情进行观察了。马上，他将接受另一个运动上的重大挑战，就是坐起来。

小婴儿从出生开始的一系列运动，都是他在寻找和地心引力形成最佳状态的过程，也是非常需要他身体的肌肉力量逐步增强的过程。4个月左右，婴儿的背部和颈部肌肉力量已经在他练习抬头、翻身的过程中得到了很好的锻炼，头、颈和躯干的平衡也得到了很好的发展，这些都为他开始迈出下一步——"坐"打下了基础。

如果发现孩子在该坐的时候总是坐得不稳，父母不要着急让他长时间地练坐，不如仍然让他继续在俯卧的状态下练习抬胸；可以用色彩鲜艳及他感兴趣的玩具在高一点的位置逗他，吸引他在胸部抬起时伸出双手去够。这个练习过程可使背部呈弓形而胸部完全抬起，是强化上半身力量的训练，也是可以保持他在坐时稳定和直立的基础。小婴儿的运动，比如坐得不稳或者爬得不好，在大多数时候，不是因为没有掌握技巧，而是因为他的腰部或四肢的肌肉力量不够。

一旦他的抬胸练习做得不错，你就可以帮助他实践坐了。父母开始可以用枕头或小靠垫支撑他的背部，用放在他前面色彩鲜艳而有趣的玩具吸引他坐直，以锻炼他的平衡能力。不过，从他需要有支撑物到完全坐直、坐稳，是需要一个过程的，不要心急。

当宝宝不再需要你的帮助而能保持坐姿的时候，宝宝会发现一个观察世界的新视角，而且他此时还不能发现解放出的双手可以做很多令人惊奇的事情，比如用拇指和其他手指配合捏起东西，把一只手里的物品交换到另一只手里，等等。

大约要到7个月，小家伙才能慢慢坐得稳了。很多妈妈都会让宝宝自己坐着玩玩具，不过，切记不要时间太长，任何动作时间久了对身体的发育都不好。要经常给孩子变换姿势，比如躺一躺或者俯卧、爬行，等等。

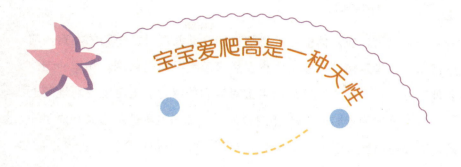

宝宝爱爬高是一种天性

宝宝爱爬高的天性是不容易遏制的，父母则可以帮助他转向更为安全一些的活动，例如用几个纸盒子拼成隧道，让他在里边爬行；带他去公园，让他在安全的滑梯上攀高；上楼梯的时候让宝宝自己"爬"上去；铺上防滑软垫让宝宝在沙发上自由攀爬，等等。如果你的宝宝对爬高不感兴趣，你也不必担心，因为有些孩子正是通过钻洞、钻桌子来满足自己的探知欲的。

 宝宝为什么喜欢攀爬

1～2岁的宝宝精力旺盛，喜爱运动，而且好奇心十足，特别喜欢攀爬。这是因为爬高能让他们站在更高的地方观察世界，还能通过攀爬看到想看的东西。攀爬，是宝宝急于认识世界的一种肢体表现。俗话说初生牛犊不怕虎，别看小不点儿连路都走不稳，但对征服高度可是很有信心。

宝宝常攀爬的好处

育儿专家认为,应对体能上的挑战有助于幼儿额叶及小脑的发育,前者是脑部负责推理及解决问题的中枢,后者负责平衡与协调。和爬、走、挪等其他运动一样,攀高能够培养宝宝对空间的感觉。当宝宝成功地爬上沙发或是登上楼梯的台阶时,他/她对自己的身体与世界的关系又加深了一些了解,对如何调整自己的动作以避免危险又多了一份认知。

 家长如何应对宝宝攀爬

首先,宝宝学步时喜欢爬高是很正常而有益的现象。这时父母该做的不是遏制他们的这一兴趣,而是鼓励他们安全地登上"高峰"。当然,家长不但要满足宝宝攀登的欲望,又要确保宝宝的安全。

即便宝宝一不留神从高处摔下来,父母也不用过于紧张。如果孩子从与他们身高相当的地方滑落下来,一般不会受到伤害,坚硬的头盖骨,柔软的关节是天然的保护伞。偶尔摔一跤能加强宝宝对危险的感知,这也是孩子成长过程中的必修课。

 宝宝攀爬时要注意的地方

当宝宝开始攀爬时,家里的摆设必须为宝宝做些变动。首要的当然是要把所有危险物品收好(比如大型电视机不要放在附有轮子的方形矮柜上、热水瓶不要放在矮茶几上);其次,在有尖角的家具上要包裹上软布或是海绵,然后再间隔出一块地区专门放置宝宝的物品,如此还可以训练宝宝分辨"别人的"与"自己的"物品。爸妈也可以偶尔陪

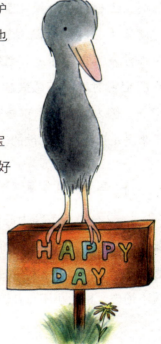

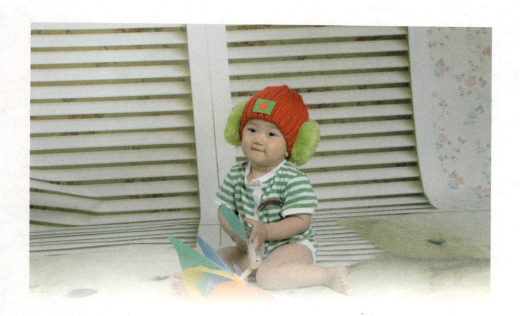

着宝宝攀爬，这样可以增进彼此的亲子关系。爸妈将视线放在宝宝身上，注意宝宝的动向，让宝宝的攀爬更加稳健。

当攀爬中的宝宝拿了不该拿的东西，爸爸妈妈可以用"以物易物"的方式跟宝宝交换，切忌用强行取走的方式，这只会让宝宝觉得"爸爸妈妈抢我的东西"，而不会想"为什么要拿走我的东西"。聪明的爸爸妈妈，千万不要以为宝宝还小，听不懂，就不用教育。攀爬阶段的宝宝，学习能力与模仿能力已超乎大人的想象，如果爸妈经常以"武力"对待，以后会养出"暴力"宝宝也就不足为奇了。

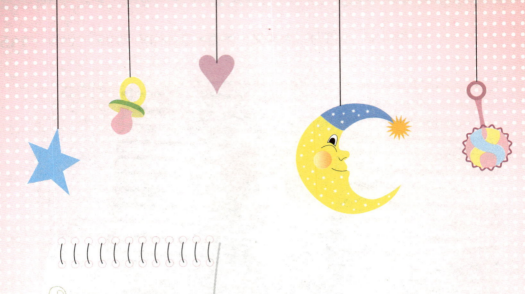

第 5 章

小社交，大学问，
读懂并呵护宝宝的社交本能

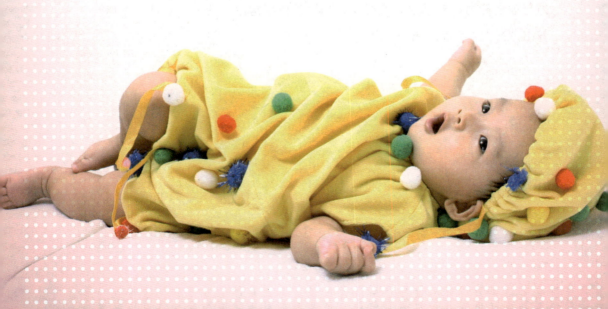

宝宝用嘴巴来建立关系

婴儿在生命初期需要经历几个时期：口欲期、肛欲期、性蕾期、俄狄浦斯期，等等。很显然，精神分析理论是建立在长期研究基础上的科学，这理论在宝宝身上再一次被验证。

出生开始到一岁以内，宝宝确实是用嘴来完成很多事情的，特别是头几个月更明显。不要以为婴儿不懂快乐，婴儿的快乐体验很多时候来自嘴巴的满足。

宝宝和这个世界、和照料者需要建立一个关系，而这关系起初是宝宝通过吸吮妈妈的奶头开始建立的。这有点像当初在妈妈的子宫里，建立关系是通过脐带一样。人与人之间的关系就像脐带，一根看不见的脐带。这关系通过情感上的满足与挫折来体验对方，然后去区分关系的好坏。

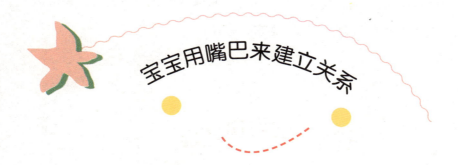

宝宝需要直接的体验，他还没有能力去感受太多的复杂的关系方式，因此他用嘴，嘴巴连着他的心。

最有意思的是，一旦两个恋人建立关系，表达爱慕的方式也很像婴儿——用嘴巴表达。这是婴儿期的延续，所以说恋爱中的人很幼稚，实际上是一种退行状态，退到了婴儿时期。恋爱很大程度上是照顾与被照顾的关系。只是发展到后来，成年人会以更多的方式来表达和交流，比如身体的结合、抚摩、语言，等等。

好妈妈的表现要稳定

　　爱是什么体会呢？爱就是被满足。恨呢？那就是不被满足的挫折体验。更准确地说，恨的原型是无力感，因为无力，所以就要用愤怒去抵消。而任何一个妈妈都不可能做到及时地、完全地满足自己的宝宝，这时候宝宝的内心体验会分成两种：满足的和挫折的。而这两种体验分别对应两种"妈妈"形象，那就是"好妈妈"和"坏妈妈"。对"好妈妈"，宝宝自然是爱的：对"坏妈妈"，宝宝是恨的。但是妈妈只有一个，宝宝该怎么办呢？那就要看妈妈的了。如果妈妈的表现是稳定的，即宝宝饿了，提供给食物：宝宝因要求没被满足拒绝时，给予安慰和拥抱。慢慢地宝宝才知道，哦，原来妈妈就是这样的。宝宝的内心就开始了自我整合，将两个妈妈整合成一个妈妈的形象，虽然这个过程是很漫长的。

　　但很多妈妈的形象在孩子的心中是分裂的，宝宝高兴的时候，妈妈很开心，把宝宝当心肝；一旦宝宝不舒服，或者对妈妈未能提供的满足感到失望或愤怒而哭泣时，妈妈就自然认为宝宝不听话，开始冷落宝宝或者对宝宝产生攻击性的行为。这时候，宝宝关于"好妈妈、坏妈妈"的体验被证实了，就会产生一方面更依赖妈妈以免失去妈妈的爱，同时又怨恨妈妈的情绪，内心充满矛盾。

更有甚者，有的妈妈在宝宝闹得厉害，实在没办法时，忍不住把宝宝扔在一边。这对宝宝来说是灭顶之灾，他的情感受到很深的伤害，对妈妈的情感也就固定在矛盾中。

所以，什么样的妈妈，带出一个什么样的宝宝。焦虑的妈妈带出来的是焦虑的宝宝。重要照料者的性格稳定对于宝宝的性格发育来说，至关重要，是关键性格形成的稳定根基。

另外，日常的照料者太多，也会给宝宝带去不适应感，当然安全感也就会相对缺乏。如今很多家庭在宝宝年幼时，时而由爷爷奶奶照料，时而由外公外婆照料，有些家庭则不频频更换保姆，这些都是不可取的。

一般来讲，妈妈最好带宝宝要带到三岁，假如条件所限，也尽量带两年，就是考虑到宝宝与妈妈之间关系的稳定，可以给宝宝的一生带去稳定的感觉。举一个简单的例子：在宝宝生命初期，特别是三岁以内，是性格形成的基础期。把宝宝的性格形容为大厦的话，三岁之内就是打基础和做框架的时候，过了三岁，性格结构基本形成，后面大概就是装修的工作了。假如一个大厦的基础和框架出了问题，外表装修得再华丽，也是危险的。

心理健康程度可以按等级来分：健康状态（完全意义上的健康是不存在的）、亚健康状态（偶然的情绪问题）、心理障碍状态（焦虑症、抑郁症等）、心理疾病状态（人格障碍、适应不良）、严重精神疾病（精神病、精神分裂等）。而性格结构出现问题，基本上就是心理疾病状态。

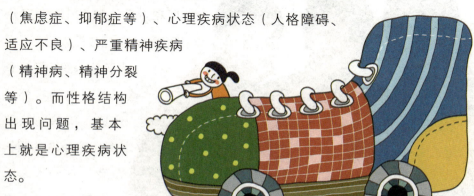

给宝宝一个结构稳定的家庭

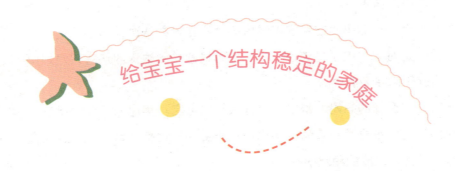

　　如果成人因为宝宝的表现引发家庭中的问题，那么可以说这个家庭本身就是一个"生病"的家庭，家庭功能和家庭结构可能原本就存在问题，不必拿孩子说事情。遗憾的是，很多家庭恰恰会拿孩子说事情。这样的家庭中的人，需要好好检讨。要不然，家庭中隐藏着的问题，一定会在孩子的身上表现出来。

　　有一种心理治疗方式叫"家庭治疗"。所谓家庭治疗，其理论基础就是，家庭成员中一个人的心理问题，一定与家庭结构、家庭成员的功能有关系，当孩子出现问题时尤其如此。要解决孩子的问题，首先要把家庭的结构重新调整，家庭成员内部人与人的关系进行调整，让家庭中所有人在自己的角色上行使自己的权利和义务，让整个家庭的功能能顺利发展和发挥，那么，孩子的心理问题也就相应改善了。

　　不管是妈妈，还是爸爸，爷爷奶奶，外公外婆，等等，只要是宝宝重要的照料者，这些人之间关系的和谐，直接影响宝宝内心的和谐。如今许多家庭中婆媳冲突不断，实在令人忧虑。要消弭这些冲突，最重要的是要明白：要想别人怎样对待自己，就要怎样对待别人。这句话很多人都懂，但做起来并不易。

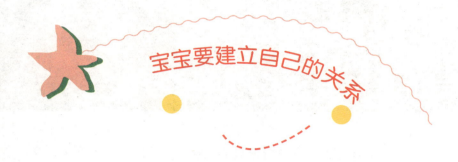

宝宝要建立自己的关系

宝宝找朋友背后的心理：有了自己的人际关系，在妈妈离开的时候，我可以和同伴一起，这样，我就可以更好地应对变化的世界。群居，是人类的本能，宝宝的集群活动是建立同伴关系的雏形。

让宝宝知道这个世界上有差不多的小人们存在，能减少宝宝内心的孤独感。人是群居动物，这是天性。人以群分，这本身就说明了人群的重要性。

 宝宝的"社交"为与妈妈分离做准备

现在的宝宝以独生子女为多，因此家里缺少差不多大的兄弟姐妹。而把宝宝们集中起来，这也可以让他们有个玩伴。

虽然一岁以内的宝宝有妈万事足，但接触同伴，还是非常重要的。这个时期的豆子，在豆妈的照料下，很是满足。但这并不是豆子心理发育的全部。这时候，豆子需要经历"分离"的最初阶段。所谓的分离，就是要给豆子一些离开妈妈的体验，当然这时候的离开，是在妈妈身边，妈妈在场的时候。

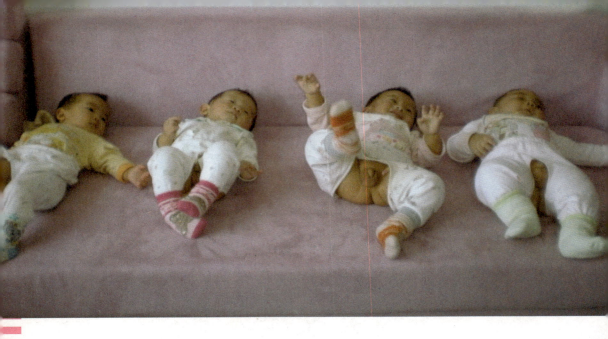

　　让宝宝离开妈妈不远的距离，自己玩耍一会儿，接触一下其他人，这是很好的分离方式。一群小宝宝和妈妈们在一起的时候进行这样的分离，可促进宝宝个体化的进程。个体化，就是宝宝自己成为一个独立的个体，而不再与妈妈是一体的（这在前面说过，宝宝生下来一段时间内在心理上与妈妈是一体的）。分离，就是从妈妈那里分化出来，以独立的个体去感受世界。

　　这个过程是为将来的分离做准备的。

 宝宝的"社交"为将来的人际互动打好基础

　　宝宝在与其他人的互动中，感受良好的情感体验，这样的情感体验直接植入宝宝的无意识中，为他将来在人际互动中获得良好体验打下基础。这就好像豆子三个月的时候，曾经掉下床，而让他体验到恐惧，然后他就开始排斥他睡的小床。经历带去最直接的经验和体验，而这些经验和体验，会决定他是否继续去经历。

　　宝宝在安全的环境下与其他的宝宝互动，带给他们的经验是愉快的、满足的。那他们就会因为想获得这样的经验继续重复这样的行为。仔细观察宝宝，10个月的时候我和他玩一个游戏，他感觉很开心。当我再一次玩这样的游戏的时候，他还是会很开心。下一次，他会主动把游戏的道具给我，让我和他玩那个让他开心的游戏。

如果宝宝之间互动的经验是满足的，经过长期稳定的经历，并不断获得满足感，那么到后来，宝宝会主动要求完成那个过程以获得满足体验。这与豆子每天固定时间里要求出门散步是一个道理。当出去散步成为固定时间的满足时，假如有一天到时间不出去，豆子会很焦虑。

喜欢聚会的宝宝，是喜欢建立人际关系的宝宝。最原始的人和人之间的互动是让宝宝满足的，那他们会更主动地去参与人际互动。这是人一生中不断重复的事情。成年人也会因为某个饭馆的菜式给自己带来满足，而不断地去那个饭馆吃那个菜。

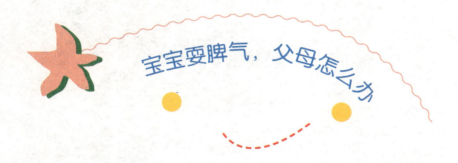

宝宝耍脾气，父母怎么办

宝宝或许会这样耍脾气：

如果你喂他辅食，他不喜欢吃时，会用手打翻你拿着的饭勺或饭碗。

如果你非要把尿，他就会打挺哭闹，把两腿伸直，甚至把尿盆弄翻。

耍脾气是好还是坏？

这时的婴儿，情感丰富了。如果父母不尊重孩子的选择，会得到反抗的。

婴儿耍脾气，并不是坏事，说明孩子已经有了自己的主见，不能一遇到孩子耍脾气，就一味地认为"这样的孩子应该管教，否则，长大了就管不了了"。对于这么大的婴儿，这样认为是不对的。

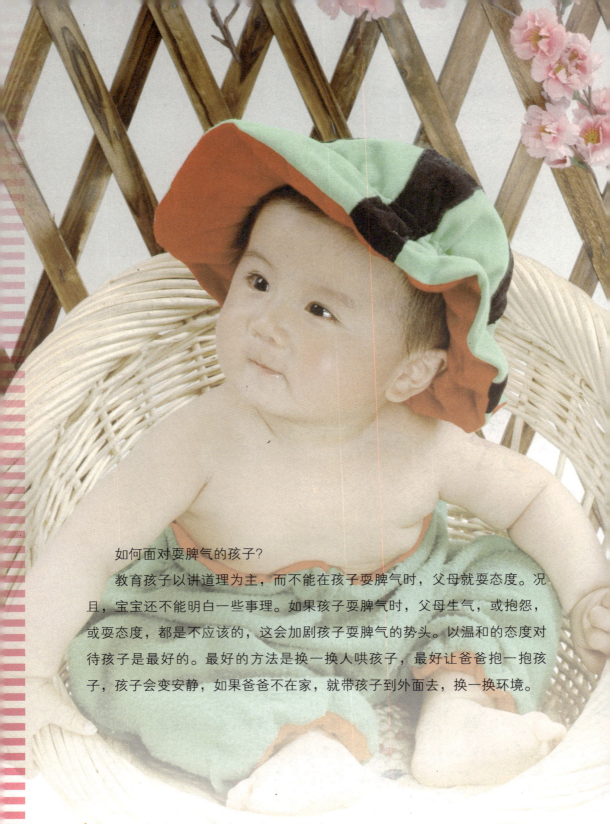

如何面对耍脾气的孩子？

　　教育孩子以讲道理为主，而不能在孩子耍脾气时，父母就耍态度。况且，宝宝还不能明白一些事理。如果孩子耍脾气时，父母生气，或抱怨，或耍态度，都是不应该的，这会加剧孩子耍脾气的势头。以温和的态度对待孩子是最好的。最好的方法是换一换人哄孩子，最好让爸爸抱一抱孩子，孩子会变安静，如果爸爸不在家，就带孩子到外面去，换一换环境。

婴儿爱扔东西，应对要有技巧

孩子一般到了6～8个月，就开始有扔东西的行为了。当孩子在无意中扔起东西的时候，他会异常兴奋，会认为自己又多了一项大本领，因此会非常高兴地进行多次重复，同时也希望引起爸爸妈妈的注意，能够给予他赞扬。

在重复的同时，宝宝实际上也是在学习。比如：他会观察物体的坠落轨道、方式，并注意不同物体落地时的声音；他会逐渐发觉扔东西和发出声音之间是存在着必然关系的，从而学习了逻辑知识；从扔出东西到等待声音，从而学会心理期待，等等。所以，扔东西对宝宝而言，是必经的一个成长阶段，对于宝宝的智力和心理成长都有很大好处。但是，父母在这件事情上的不同态度会导致孩子往不同的方向发展。

正确的态度应该是，在宝宝开始掌握这项技能的时候，提供给孩子一些适当的玩具（比如线球、皮球，等等），并创造一个安全、宽敞的环境，让宝宝扔个够。在宝宝刚开始扔东西的时候，父母应当给予大量的表扬，这样可以增强小宝宝的自信心和快乐情绪，让他能快乐愉快地玩、轻松地接受知识。但当他慢慢长大后，应注意逐渐淡化他的扔东西行为，以免养成不良的习惯。

需要注意的是，宝宝因为年纪小，手、脑综合协调能力不够完善，所以在扔东西的时候，可能会不慎损坏物品（比如落下的球砸倒了桌上的花瓶），对此父母一定不要大呼小叫，也不要过于批评孩子，因为父母的反应会让孩子感觉很特别、很夸张，这将无形中强化了他用扔东西的方式引起父母注意的意识，以后一旦他想引起别人注意或想表现自己，都会想到用扔东西的方式来实现，这样最终会让他形成扔东西的坏习惯。如果孩子已经形成了扔东西的坏习惯，那么妈妈可以采取以下措施：

1.设计各种扔东西的游戏，让他扔个够，把坏习惯变成一种技能。如扔球、掷沙包等，并可教给他各种投掷技能。

2.当宝宝已经有一定的辨别能力了，爸爸妈妈要耐心地告诉他什么东西可以扔，什么东西不能扔。

3.如果孩子扔东西影响了其他人休息、工作等，要对孩子提出正面批评，让他意识到自己的错误。

4.如果孩子是因为生气、发泄而扔东西，那么爸爸妈妈应先和孩子进行沟通，了解对孩子生气的原因。如果理由是正当的，要对宝宝加以同情，并给予他安慰；如果是因为无理要求没有得到满足，则可以采取转移目标的方法进行处理。

5.有时宝宝扔东西只是为了引起爸爸妈妈等成人的注意，所以只要稍微加强对宝宝的关注程度，让宝宝感觉到父母在注意他，就可以避免孩子乱扔东西的坏习惯。

6.告诉孩子扔出的东西要自己捡回来，这样可以有效地减少孩子乱扔东西的毛病。

1岁婴儿爱扔玩具。

不知您是否留心过，1岁左右的婴儿喜欢往地上扔玩具。父母把玩具捡起来给他，没等转身，他又把玩具扔到了地上。

这种恶作剧的行为其实是1岁左右婴儿的游戏方式。由于这时婴儿手的伸肌发育不成熟，不会主动将手中原有的玩具放下后，再去取第二件玩具；而是无意识地将玩具滑落或扔掉。在扔玩具的过程中，婴儿对玩具的抛落运动开始发生兴趣。随着婴儿手的伸肌发育趋于成熟，他的思维也有很大进步，会有意识地抛掷玩具来观察落点和着地时的情形，并且学会让父母捡起玩具，交给他后再扔，以此发展与成人的交往游戏。

父母对孩子的这一游戏行为要耐心配合。在这个时期，多给孩子准备一些有不同弹性而又经摔的玩具，如木块、吹塑玩具、皮球等，让他自己尝试和区别物体的性质。随着思维的继续发展，孩子扔玩具的行为很快就会结束。

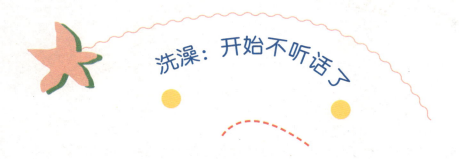

洗澡：开始不听话了

宝宝在不断地成长，洗澡的时候，已经不再是那种爸爸妈妈怎么摆弄都行了，开始会淘气了，会有自己的兴趣和要求，比如你给他洗脸，他正用小手拨水玩，这时妈妈要和宝宝说，咱们先洗脸，洗完脸再玩，他可能听不懂，但每次都要这样对他说。

宝宝的语言就是在爸爸妈妈不断地说话中学会的。这要比正正规规教宝宝省事、有效得多，妈妈要随时在琐碎的日常生活中教宝宝学习。这样不但让宝宝学会了语言，学会了如何听懂妈妈的话，也知道应该怎么做，如洗完脸后再玩。

从婴儿期就开始这方面的教育，就会让宝宝知道对自己的行为有所约束。父母可能会说，这么小的小婴儿知道什么，是没有必要的。我不赞成这种看法，如果让小树先歪着长，等长大了，再正过来是很困难的。树终究不是人，人是有思想、有情感的，纠正起来更难。

付出和得到是任何交流的起始

孩子和母亲，孩子与环境之间的互动永远是一个学习过程。除了行动和反应之外，还有一种新的基本体验。除去简单的交换以外，还可以交换角色。"我登台表演，我玩游戏，我和别人相处，这是关于付出和得到的全新体验，是一项重要的社会交往并且也是与人交流的一种早期形式。无论是物质上的还是精神上的，我都要接受，必须对此有所表示。假如我所有的活

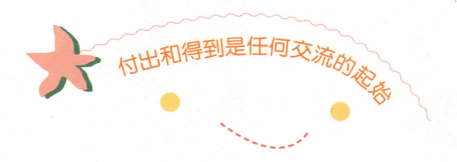

动都只是我个人的事儿，就毫无付出和得到可言，当然也无所谓交流。"在成年人中也流传着这样的游戏方式。每个人都在发表他的长篇大论，而事后大家都会感到惊讶万分，一场谈话之后竟然毫无变化；一切照旧。既然事物间毫无联系，它们也就无法产生任何影响。

我们常常会听到或者自己这样说：我完全不受别人影响，没有什么能够让我感到吃惊，也没有什么能感动我。相反如果我们有所感触、深有体会，那完全得归功于一种相互间的关系：一个人把另一个人引入一个新的方向，并由此带来了新的信息和新的机会，以及交流的基础。

在母亲和孩子之间也是如此。母亲做出示范，孩子跟着模仿，反之亦然。他先做一些事，然后别人模仿他，这对于孩子自信心的养成是一个很重要的前提条件。

付出和得到是任何交流的起始。生活的意义也就在于能对这个世界产生一定的影响，并且唯有在人们之间的交流中。最初的交换游戏是：对人微笑，别人也还以微笑，然后推进一步：我给你一个玩具，你也还给我一个；我把球抛给你，你也把它抛还给我。儿童在一两岁时和其他孩子在一起，已经能信任这个付出和得到的系统。他们给出什么东西，也会期待重新得到这个或者其他东西。在与母亲的交换中这当然毫无疑问，她给孩子一个调羹，他拿起它，他大大的眼睛仔细看了一下，又把它还给母亲，她也必须这么做，这形成了一个特有程序，原则上应该不断地被重复、再重复。儿童从中学习付出和得到的关系，学习如何互动，这种经验在以后与其他孩子相处时会得到加强，他们交换游戏、想法、礼物，这样在不同层面上产生了不同的交流，如果一切顺利，以后在学校，这种付出和得到的相互关系也会发生在老师和学生之间。从原始社会开始，国家之间、民族之间、种族之间、家庭之间的拜访，都会交换礼物。

付出和得到在之后获得了进一步的意义，它与社会等级中个人的社会地位紧密相连。

人们很容易认为接受者具有依赖性，依赖给予者。我们不喜欢有低人一等的感觉，或者为此而感到愧疚，所以必须回送适当的礼物。

发现的热情一旦被破坏将会影响终身

　　宝宝一旦拥有了站和走的能力，就获得了行动自由，就开始东奔西跑，他们想触摸东西，把它们抓在手里。

　　如果由于父母的严格禁止使他们发现的热情受到限制，那将会发生什么？当他正奔向挂在墙上的一幅画时，耳边响起：别动！当他伸手想拿把刀，耳边再次响起：别动！当他想拿一个瓷器，耳边又响起：别动！外界的这种反应对孩子有什么影响，他的感受如何？孩子还不能把各种各样的东西统一起来。每一样东西都是不同的。他也不会　　理解，为什么完好无损的花瓶比碎片更有趣，虽然他的本意也不想打碎它。这个年龄的孩子所追求的，归根结底无非是好奇心，也就是那个能把各种各样的事物统一起来的基础。那些依赖父母宠爱并且不愿意拿他们的宠爱冒险的孩子，会规避风险。为了不失去父母的爱和赞扬，孩子会避免做他认为父母不愿意他们去做的事；孩子这样做也正是源于那个把事物统一起来的共同基础：他的好奇心。

　　很多宝宝会因此无精打采，失去他们的好奇心，也丧失了对周围环境的兴趣。如果我们以后遇到有的人似乎缺少动力，不喜欢学习，不去尝试新事物，回避新发现，不想实现他的幻想，那么他们往往是由于害怕失去父母的——更准确地说是周围环境的——喜爱。毫无疑问，父母的本意并不是想阻碍孩子的好奇心，他们只是想拯救那个中国花瓶或者那张老唱片。即使我们的孩子可能打碎一些很贵重的东西，但我认为，这种损失远没有比孩子失去好奇心更严重的了。

人们可以看到，孩子在学会控制肌肉、会走会跑以后，他们的活动领域和经验范围有了突破性的扩大。

宝宝什么时候开始模仿

父母和孩子可以一开始就通过模仿互相交流。你可能会感到，当孩子模仿你时，你的面前似乎有一面镜子，你做什么，孩子也做什么。当然，这种模仿也会起到不好的效果：如果孩子看到大人抽烟，观察手是如何在嘴前往复的，他或许会用一块积木代替香烟来模仿你。

如果一个6个月的婴儿得到一面小摇鼓的话，他会立刻意识到，他不仅可以将他攥紧，也可以松手扔掉。因为这么大的孩子开始有意识地抓住东西，想怎么玩就怎么玩。因而宝宝突然意识到，他可以"有所作为"影响什么了。于是他开始非常热情地练习，将事物与目的结合起来。此时，模仿可以起很大作用。例如当你把礼品纸揉成一团发出声音，孩子会好奇地学着尝试，是否他也可以用手和纸制造出同样的音响效果。

宝宝的模仿是双方面的，也是一种学习和适应

当你喂小宝宝吃饭时，把小勺递到他面前，宝宝自然地张开了嘴，等着品尝美味。那么你呢，你的嘴是否也张着？你们俩谁先张开嘴？到底是谁在模仿谁？阿姆斯特丹大学的社会心理学教授艾普·迪叶特斯特解释说："在4/5的情况下是孩子看到伸过来的勺子后先张嘴，然后父母才模仿孩子的动作；余下1/5的情况是父母先演示，孩子再模仿。"

这个简单的喂饭例子说明，模仿不是单向的，模仿其实可以理解为父母和孩子间的交流的一种方式，而这种交流方式在宝宝刚出生时就有了。研究表明，在出生后最初的4个小时中，新生儿就已经具有模仿能力了。那时的新生儿模仿的是张开嘴、撅起嘴，或者是在嘴里动舌头。但是模仿远远不仅仅是一种交流，也是一种学习和适应！

 模仿有利于宝宝理解他人的情感

当人们模仿他人表情的同时，理解他人的情感也就更容易了。神经生理学者发现，大脑具有使人拥有模仿能力的神经细胞——镜像神经元。它不仅仅在做动作如用手抓玩具摇鼓时活跃，而且在观察别人如何拿起摇鼓时也变得活跃。大脑会模仿该动作，同时我们会设想他人大脑中的意图：他想拿起摇鼓晃动发出声响。镜像神经元能让人通过模仿，推己及人从而更加体谅他人。再简单一点说，通过对周围人表情的模仿，宝宝学会了善解人意。

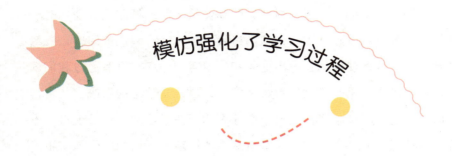

模仿强化了学习过程

　　婴儿与父母亲或照料人之间最初形成的交互关系对他整个一生的交流方式都具有重要的影响。有一点我们尤其要强调一下：我们还无法破译婴儿脸部的表情变化，也就是说，我们还不能解释它的含义。尽管婴儿的肌肉变化让我们想起很多熟悉的面部表情类型，我们习惯于对这些表情进行解释，它们确实也具有一定的意义，但婴儿的感觉还没有分化到这种程度。即使是那个大家满心期待的婴儿微笑也是在出生后4~6个月才出现的，而那也只能算是咧嘴而已，即便如此我们也把此看做是有意识的微笑。

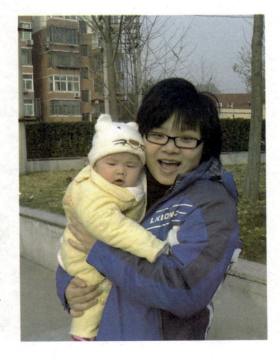

　　婴儿的面部表情要传递的是和谐、愉快、不愉快。儿童只有通过照料人的反应来学会有意识地辨认这些信号，学会对它们进行区分。如果母亲模仿她孩子的哭、不满意或者微笑，孩子就会去观察，然后引起他自己去模仿。他还会从镜子里自己的表情中辨认和区分自己的感受。

对信号作用的体验也属于这一阶段，所以父母亲必须注意，他们孩子的信号是有现实意义的。所以，对儿童的动作给予的反馈越快，他们对于存在交往信号的意识就越强烈。仅仅通过我们的反馈、我们的回答，儿童就能学会交流，就能使他学会发出信号和期望得到回应。只有通过我们的反馈，儿童才能进入相互交往的系统之中，这是一个动态的系统。儿童得知通过信号，通过一种动作，他自己能够表达一些东西。我已经说过，不断重复的活动能使人产生自信。儿童自然也能推断出不同的信号具有不同的结果。

如何引导不同年龄的宝宝模仿

孩子从一岁开始，就会主动地去模仿父母的动作和语言。父母从这个时候开始，就要注意自己的言行习惯，尽可以为孩子做一个好榜样。不过也不必尽求完美，因为孩子不只是模仿你而已。

孩子会走路以后，就会经常在户外走动，所看所闻也会丰富起来。对于好奇的人，特别是喜欢的人，孩子都会主动去模仿，因为模仿是人类对于"喜欢"最原始的表达。这时，父母就不能用严厉的语言来命令孩子不要去模仿了，而是应该用商量和诱导的方式引导孩子

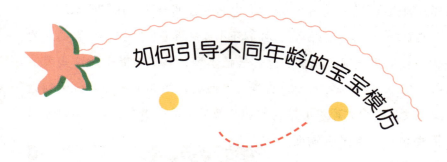

去模仿好的方面。

爱模仿是孩子的天性，家长可以让孩子学学和模仿汽车和特种车辆的喇叭和报警声，各种小动物的叫声，它们的跑、走、飞和游，如果孩子模仿不上来，家长可以给予正确引导。根据孩子的好奇来培养孩子的观察力和注意力，由孩子的好动、爱模仿来培养孩子的动作协调，以及灵敏的思维力和表达能力。

新生儿出生不久就出现对刺激物的习惯化，这就是原始的记忆因素，也就是说，初生的新生儿就已经有了记忆，只不过因为他们记忆表现方式比较特殊，容易让人忽略。新生儿和幼小婴儿的习惯化，是宝宝最初的记忆；随后出现条件反射，就是对条件刺激物作出条件性反应。随着宝宝的成长，他们记忆的内容也慢慢地复杂起来。

 运动记忆

运动记忆是指宝宝记住自己的运动或动作，宝宝最早出现的是运动记忆。例如我们依靠最基本的运动技能来翻身、使用勺子、骑车。又或者彤彤把瓶子扔进浴盆，瓶子落入水的时候，发出的溅泼声让她觉得很有趣，于是记住了这件有趣的事情，当同样的场景出现时，原有的记忆就提醒她重复这个动作。

情绪记忆

情绪记忆是对体验过的情绪或
情感的回忆，情绪出现的也比较
早。比如刚出生的宝宝已经出
现了惧怕情绪的记忆，因为婴
幼儿对带有感情色彩的东西
容易记忆。

 ### 形象记忆

2个月的齐齐已经能够认识奶
瓶了，妈妈一把奶瓶放在她的嘴边，
她就笑着张开嘴巴，有时候还轻轻地咂吧
着。这就是婴儿的形象记忆，是指根据具体形象来记住各种材料。例如宝
宝认识妈妈，知道谁是自己熟悉的人，谁是陌生人，这都是形象记忆的表
现。在幼儿的记忆中，形象记忆占主要地位，起了很大的作用，主要依靠
表象进行，尤其是视觉表象。

 ### 语词记忆

顾名思义，语词记忆是以语言材料作为记忆的内容，这种记忆在宝宝
掌握语言的过程中逐渐发展起来。因为语言比较抽象，所以宝宝的语词记
忆发展也最晚，并且要求宝宝的语言能力发展到一定阶段才能够出现语词
记忆。

婴儿遗忘：情绪影响记忆

没有人能记得3岁以前的事情，所以有人认为3岁以前学习是没有效果的，应当等4岁以后才开始学习、3岁以前背了许多唐诗和儿歌，到上学时几乎全忘了，这种现象称为婴儿遗忘。因为2～4岁许多经常不用的神经细胞及与其联系的突触会大量消亡，但是与其相关的图像、音韵、节律等信息仍然留在右脑，当再次提起时特别容易学会。例如2岁时曾背诵过"锄禾日当午"，好久没有温习，宝宝完全不会背诵了。突然听到有人在背诵，听了不到3次宝宝又完全记起来了，如果以前从未读过，起码要读上七八遍才有可能会背诵。此外，学习过程是知识在大脑里比较排序的过程，新学到的知识要和脑中留存的知识比较，把近似的排在一起，学得越多就越容易记忆，因为能拉近的据点越多。如果大脑里

并没有这方面可比较的据点，没有挂靠的地方，就留不住，容易遗忘。3岁前的学习，是在大脑的不同部位留下据点，为将来学习提供方便。3岁前曾经学过英语的孩子，到了小学正规学习英语时会感觉到英语学习很容易，从未听过英语的孩子会感到学英语十分困难。单词难记，句子难懂，英语成为最难的功课，不但影响小学的学

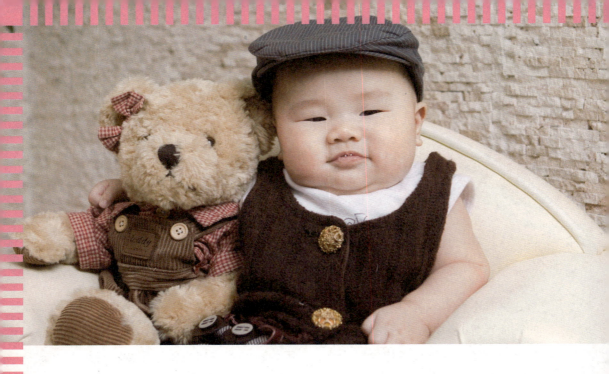

习，也会影响中学的学习。有些人感到古典音乐或本国的京戏不能忍受，原因是小时候没有经常听，不会欣赏。如果在脑中没有挂靠的据点，就不会对此项目产生兴趣，所以不能因为婴儿期易遗忘就不学习。父母应当利用婴儿期大量吸收事物的特点，让宝宝们广泛地接触事物，以培养宝宝多方面的兴趣，为将来的选择提供方便，这就是潜能开发的目的。

此外，情绪影响记忆，婴儿期大脑颞叶与边缘叶接壤处的杏仁核特别发达。杏仁核是情绪中枢，当婴儿特别兴奋和愉快时所接受的信息会传到杏仁核旁边的海马回，即记忆区，留下深刻的印象。宝宝在快乐地游戏时学到的知识容易记住，勉强的学习效果不良，容易忘记。如果经常对他批评打骂，会给他留下不良的印象，这种印象长大了也不容易改变。所以不能用强迫的方法让宝宝学习，要让他感到有收获、有成就，每次的成功会成为宝宝下次学习的动力，培养内驱力是宝宝3岁前学习的重点。不必比较认了多少个字，学了多少单词，背了几首唐诗。而要看宝宝有没有学习的热情和积极性，强大的学习动力和求知的欲望，才是对3岁前孩子教育的目的。

宝宝好奇心的发展过程

科学家培根曾经说过："好奇心是幼儿智慧的嫩芽"，幼儿对世界的认识是从好奇开始的，强烈的好奇心会增强幼儿的求知欲，对创造性思维与想象力的形成具有十分重要的意义。另外，宝宝的好奇心还有以下作用：训练正确的判断及决定能力；培养责任心；培养独立思考的能力；提升观察力和敏锐度；培养自主能力；扩大视野，增加见识；培养耐心与恒心。

宝宝好奇心的特点:在婴儿时期，由于宝宝接触的事物非常有限，所以，宝宝的好奇范围是和他所能达到的"方圆路径"相一致的。只有宝宝所能听到、所能看到、所能摸到的东西才是他们愿意投注好奇心的。那么，宝宝的好奇心是如何发展起来的呢？家长可以用什么方法培养宝宝的好奇心呢？

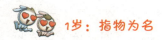 **1岁：指物为名**

宝宝从1岁左右开始牙牙学语，语言成为其人生历史上一个重要的里程碑。他会试着"指物为名"，用手指着他感兴趣的物品，并询问"这是什么"。此时家长通过物品本身的"形、色、物、相"加以适当解释即可，如"这是一颗红色的

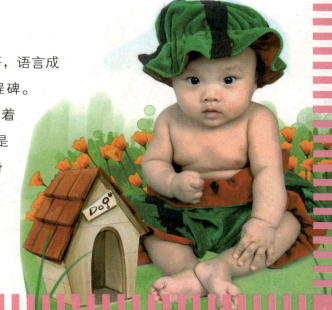

苹果，它吃起来脆脆甜甜的"，或搭配实物与认知卡一起学习，效果更明显。

2岁：物体恒存

2岁的宝宝开始发展出"物体恒存"的概念，即便某些物品不在宝宝眼前，他脑海中仍会浮现该物品的形象。因此，这个阶段的宝宝特别喜欢玩藏猫猫的游戏（即反复遮脸又露脸的游戏）。面对宝宝在这一阶段提出的问题，家长应以正面的回答来解释清楚，而不是以其他字眼来敷衍或吓阻宝宝，否则宝宝会对未知事物产生不必要的联想，使幼小的心灵充满恐惧和不安。

3岁：突飞猛进

到了3岁以后，由于想象力的发展渐趋成熟，宝宝感兴趣的事物也比原来丰富了很多。面对宝宝接二连三的"为什么"，多数父母一开始还有耐心来仔细回答，但随着各种问题接踵而来，加上宝宝的许多问题也许根本就没有理由，或者一时找不到宝宝能够理解的答案，所以有些父母逐渐就丧失了回答的兴趣。这时，请父母务必控制一下自己的情绪，不要随便找几句话就把宝宝打发掉，更不要因为宝宝的问题而发脾气。

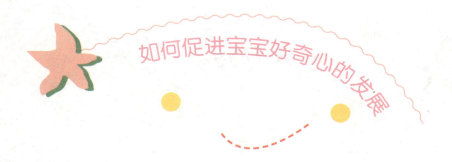

亲身示范：爸妈首先要向宝宝展现出自己的好奇心，比如带宝宝一起外出散步时，多多表现出对一草一木、太阳星星及其他事物的兴趣和探索愿望。

尊重宝宝的兴趣

宝宝能从那些能够抓住自己注意力和想象力的东西中学到更多的东西。如果宝宝喜欢音乐，就常常放给他听，和他一起玩乐器；如果宝宝对昆虫感兴趣，就陪他一起捉、养昆虫。

简单、清楚地回答宝宝的问题

同一个问题，根据不同年龄段宝宝的理解力，爸妈应该做出不同的回答，在做出回答前请先问问宝宝是怎么想的。如果不知道答案是什么，也如实告之。这能让宝宝知道人不可能知道所有问题的答案，也是鼓励宝宝自己寻找答案的好契机。

提供适合宝宝阅读的绘本、书籍

书本是每个具有好奇心的宝宝快乐的最好媒介。小动物绘本也好，天文类绘本也好，阅读什么类型的书籍并不是十分重要，关键是能够抓住宝宝的兴趣，宝宝也喜欢读。

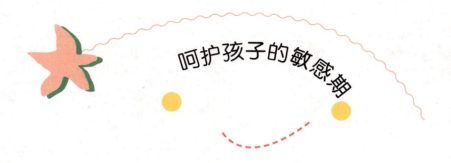

呵护孩子的敏感期

仔细想一下，平时当孩子们正满怀热情打算做一件事情的时候，却受到了父母的干扰和阻碍，他们往往会以哭喊或愤怒来表示自己的不满情绪。而父母们一般都不知道真正原因，他们误认为这是孩子们在无理取闹，归罪于孩子还不懂事或太任性的缘故。

其实，孩子的哭闹背后都隐藏着一个不为大人所知的真正原因，他们渴望大人能给予理解和配合。孩子发脾气的主要原因是他们在这期间的需求没有得到满足，他们的敏感性受到了干扰，他们闹情绪也是表达了对妨碍他们的事物的反感，所以只要他们的需求得到满足，他们自然会平静下来。

有时，我们会看到一个孩子会做出一些反常的行为，这很有可能就是大人们错误对待他的敏感性的结果。孩子的敏感期虽然短暂，却是十分重要的，如果这种错误日积月累，必然会造成一种不良的影响，从而阻碍孩子的健康成长。

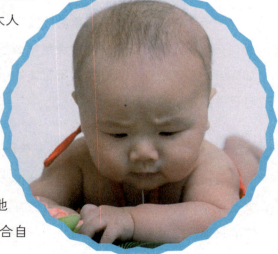

孩子的这种敏感性，保证了他们能在复杂多变的世界里找到适合自

己成长的东西，可以说这就是他们所赖以生存的秘密武器。孩子的这种敏感性就像阳光照亮了某一些事物，却无法照亮另一些事物。孩子的这种敏感性，充分体现了自身发展的

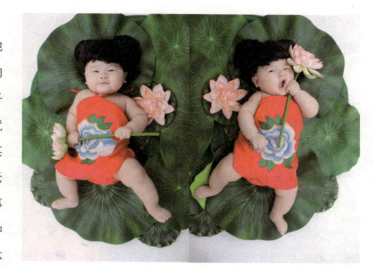

独特潜能，正是由于有了这种敏感，能让他每天轻松、快乐而且充分激情地到处活动。

举个最简单的例子，当孩子学习说话的时候，总会有不同的声音飘进他们的耳中。这么多声音，他们是怎样分辨和接受的呢？按理说，这么多的声音该会把孩子搞得头晕脑胀才是。然而事实上，他们总能准确无误地判断出一种自己需要的声音。这是因为孩子内在的敏感性能让他们在众多声音里选中那种自己特别感兴趣的信息，并加以吸取。对于还不具有说话能力的孩子来说，也许这些声音就像外星人不知所云的怪语一样难懂，然而他们依然听得兴致盎然，因为孩子把它当做一种靠感觉来欣赏的独特音乐。

当这种有趣的声音传到他那只有通过大声召唤才能被引起震动的神经中枢时，神经中枢会受到激发，开始有规律地震动，并按照某种命令改变它们的传播或者接受方式。这一瞬间，标志着孩子的精神世界开始进入一个新的时期。

正处于敏感期的孩子，具备一种神奇的力量，他们无时无刻不在成长和创作之中。他们的内心里正紧锣密鼓地上演着一场戏剧。可能父母会对

此现象无所察觉，然而却真实存在着。在孩子的心灵深处，这种力量在不断地生长，有时会充满孩子的整个生命。

孩子发脾气，本身就可以表现为一种激动和无目的的行为，这实际就是孩子内心的需求没有得到满足，他们急切需要大人的理解和关爱。第一次发脾气可以说就是他心灵的第一次发作，此时正如一台机器处于一种故障和失灵的状态，这绝对不是正常的现象。这是他们在拼命地保护自己生命的创造力的举动。孩子如果不发脾气，大人将更容易将他们的敏感性摧残殆尽。

在敏感期阶段，孩子内心时刻都在发生奇迹。这时，我们要尊重孩子内心的创造工作。虽然一个孩子在不适合心灵成长的地方也能艰难地长大，但这样的孩子长大以后究竟会有怎样的性格和未来呢？须知道，对孩子最初教育的毫厘之差能导致将来的谬之千里。

宝宝探索的意义

人的一生都在确立自我。宝宝呱呱坠地的那一刻便是探索之旅的开始。爸妈们某些"要保护宝宝"良好的意愿常常是阻碍宝宝能力发展的原因。宝宝在探索过程中不仅仅能收获到快乐，更收获到经验、自信……

不要阻止宝宝探索本能。国外家长对待宝宝探索世界的态度是怎样的，较经典的例子就是那个"吃生饺子"的故事。当什么都不懂的宝宝，抓起桌上刚包好的生饺子就要往嘴里送时，在一旁的大人丝毫没有要阻止他的意思，"眼睁睁"地看着宝宝把没法吃的生饺子送进了嘴里，然后又看着宝宝把饺子吐了出来。"吃过一次，他就知道不好吃了。"国外的家长就是这样想的。

宝宝通过"发现"探索。"发现"是宝贝不可遏制的天性，那些有幸能够将这种乐趣保持下来的宝贝，会有更多的学习、发现并解决问题的欲望。只要父母引导得当，宝贝的这种天性就不会被磨灭，就会得到更好的发展，成为探索事物奥秘最强劲的动力。

宝贝赖以"发现"的基本途径主要包括玩具、游戏、户外活动和家务活。

 通过玩具发现世界

好的玩具没有固定的玩法，宝宝可以按照自己的方式去寻找到更多的趣味。不管他是拿在手里玩，还是往地上砸，或者违反玩具说明书的指导玩得异常离经叛道，那都是宝宝"发现"玩具趣味的方式。

 通过游戏发现世界

游戏永远都是宝宝的最爱，无论游戏规则本身的改变，还是游戏过程中一些小小的"突发事件"，都会让宝宝的每一根神经变得兴奋起来，开启他的"发现"之旅。走出户外，许许多多意想不到的事物与事件让宝宝"发现"的积极性彻底调动起来，他会满心好奇地挖掘一切有趣的事物，发现很多父母都可能不曾注意到的奇怪事物。宝宝在玩耍的过程中，会养成好奇与探究事物奥秘的习惯，同时也通过这些活动受到妈妈潜移默化的影响，从小就习得一种全方位、多方位的思考，以及以同样的方法解决不同的问题，以不同的方法解决同一问题的能力。这一切对宝宝长大后养成自我探索、自我思考，甚至自学的习惯都将大有裨益。这样长大的宝宝将来思维就不会僵化，也不会人云亦云，一定会有更多自己的想法。

通过家务发现世界

家务活对成人来说可能是一种工作之外的负担，但是对宝宝来说，它更多的是一种有趣的游戏，所以从1～2岁开始，宝宝就会变得非常喜欢做家务。如果父母提供给他做家务的机会，他就会通过这些活动"发现"很多有趣的事情。培养宝宝"发现"的能力，让他体验到"发现"的乐趣，根本就不需要花大量的时间刻意为之，在生活中随处遇到的一件细微得你根本都不在意的小事情上，父母的这种教育就可以很自然地融合进去。

父母引导宝宝进行"发现"之旅需要遵循的原则

尽可能让宝宝按照自己的方式去"发现"，不要总是根据父母的想法来对他的行为指手画脚；不要动不动就打断宝贝正兴致勃勃进行着的活动，这会打消他去"发现"的积极性；当宝宝在他的"发现"活动中受到挫折时，不要苛责他，而要及时给予鼓励，并帮助他渡过难关；引导宝宝"发现"的活动要有节制，不能让他过于疲累；父母不要强制性地给宝宝提出任何建议，而要指导性地给宝宝提出建议；孤立的"发现"毫无意义，因此父母要鼓励宝宝将他的"发现"与他已经理解的事物联系起来。

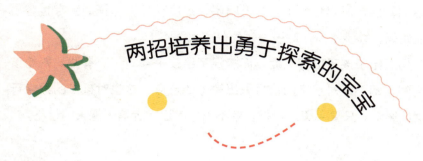

两招培养出勇于探索的宝宝

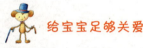

给宝宝足够关爱

任何时候孩子都需要知道，妈妈会为他感到高兴——只因为，他是妈妈的宝贝。因此，当宝宝进行探索活动时，宝宝经常会关注妈妈的表情，妈妈满意的微笑会让宝宝体验到一种满足的快乐，一种肯定，这会鼓励孩子更加积极的探索外部世界。

宝宝在玩耍的时候，会时不时转过身来找妈妈，看妈妈是不是还在自己身边。为了打消宝宝的顾虑，妈妈可以经常远远地跟宝宝打个招呼，这样宝宝就可以确定妈妈在关注着他，可以放心玩耍了。

当宝宝玩了很长时间后，开始感到劳累和不舒服了；或者，当孩子处于一种不安全的情境时，孩子需要妈妈做的第一件事情就是"欢迎我回到身边"。妈妈要用温暖的怀抱迎接宝宝回到自己身边，抚摸一下宝宝，亲亲他，看着他，告诉他妈妈一直在这里……这种皮肤的接触、言语的交流和眼神的对视，会让宝宝感到莫大的安慰。

给宝宝足够空间

有时候宝宝的探索需要妈妈的帮助才能进行下去。给宝宝提供必要的帮助，但是要让他独立完成，妈妈的作用就是"脚手架"，要"协助"而不是"代替"孩子完成探索。这需要妈妈有足够的耐心，不要三下五除二就帮孩子做完了。

一些妈妈又特别喜欢把宝宝搂在怀里，不放心宝宝去独立探索。宝宝在探索的时候，妈妈也会千叮咛万嘱咐，过度保护。这样的宝宝也容易"缠"住妈妈，寸步不离，对于短暂的分离大哭不止。

　　有些妈妈给予孩子很多关爱，而忽视了给孩子空间，而有些妈妈给孩子足够空间，却不能对孩子的信号做出敏感的反应，这也对孩子的探索行为产生消极影响。只要平衡这两样，就不难培养出宝宝勇于探索的性格。

不要遏制了孩子的想象力

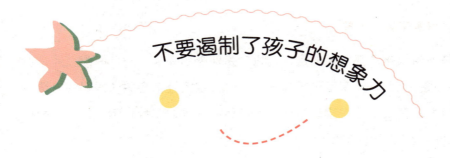

　　案例：某次，公交车一对母子在对话，妈妈拿着一幅儿子刚画的蜡笔画在批评孩子，"你的树怎么画红色的？树应该是绿色的，花可以是红色的、黄色的、紫色的，你画错了，上课为什么不好好听？……"听罢这位妈妈的训斥，可能有些人真的认为孩子的画作不好。但事实上，在专家的眼里，这位宝宝的画作，形象生动，用色大胆，而妈妈所批评的"红色的"树也自然地融入了整幅图画。

　　在专家的眼里，这位妈妈如此教导儿子画画，实在是遏制了孩子的想象力。"人家那脑袋是怎么长的？"很多家长朋友都会惊叹于发明家的想象力。其实，每个孩子都有丰富的想象力，只不过，有的被家长注意到了，更多地却被忽视了，被嘲笑了，甚至被斥责了。

作为家长，应该正确地引导孩子的想象力，也要积极参与孩子的想象游戏，同时让孩子主持游戏，父母不要"反客为主"，给孩子发挥自己的想象力留下足够的空间。家长也可以考虑为孩子提供独自游戏的机会，让孩子在游戏或其他创造性的活动中发挥无拘无束的想象。父母经常给孩子提一些"开放式"的问题，让孩子用多种答案来回答题，也可以启发孩子的想象。讲一些有启发性的故事给孩子听，让孩子想象下面的故事情节，使孩子有发挥想象力的机会，培养孩子复述情节生动又富有想象的故事对培养想象力更有好处。

孩子的想象力是无处不在的，作为父母的你们不必刻意限制或是多加管教，让孩子自由发挥自己的想象力，可能会取得事半功倍的效果。

培养宝宝想象力的十大准则

丰富的想象力对宝宝的成长和社会的发展至关重要。美国优秀教师、美国教育新闻网专栏作家艾伦·汉斯克维兹认为，培养想象力应遵循十大准则。

 不只有美术和音乐才能开发想象力

艾伦认为，启发和引导的途径是多种多样的。积极主动地思考像谁发明了钱包和为什么发明车轮等实际问题，有助于培养他们的观察力。当然，最好是给宝宝一个明确可以解决的问题，慢慢加以启发和鼓励。

改变固有思路

想象力最大的敌人是接受现实，一成不变。为开导学生，美国教师采用了几种非常简单训练方法，帮助学生动脑筋。比如，启发学生寻找去某个商店的新路线，用双手写字等。这都可以从不同的角度迫使学生开动思维。

从小事入手，脚踏实地

艾伦认为，学生不应为重新设计一种新餐刀而大伤脑筋，也不要为重新发明轮子而想入非非；要点点滴滴从小事入手，脚踏实地。家长应引导他们从木制刀具想到双面刀具的转变，然后联想到为增加多用性而大胆创新。

多接触新事物

注意观察是开发智力和想象力的最佳途径。一个没有接触到新鲜事物的人免不了因循守旧，缺乏独特的思维和见解。让想象力在宝宝幼小的心田里驰骋，必须有广博的知识作基础；积累的经验越多，解决问题的思路就越广。

别对宝宝最初的想象力品头论足

动不动就告诉宝宝什么是好主意什么是坏主意，不是一种积极培养他们独立思维的好方式。宝宝的好主意并不能仅以常人眼光来看待，家长要懂得好事多磨的道理，给宝宝们时间，他们的想象有一定的空间和时间。不然有伤他们的自尊。

对宝宝的作品多提问题

我们经常看到家里的墙上贴满了宝宝们的作品。但除了夸奖外，很少有人对这些作品提出疑问，但提问可以激发想象力，给他们的想象发出必要的挑战。比如，问宝宝为什么要那样画树，也许就会暴露出他们从来没有真正观察过树。他们以后就会画出有细小枝条的树。

玩新玩具不如创造新玩法

创造新事物固然重要，但有时创造一些已存在的东西，也可以刺激他们的想象力。很多时候，宝宝玩玩具盒比玩玩具更起劲。他们在玩盒子的过程中发挥自己的想象力。如果大人用新玩具转移他的注意力，结果就是宝宝接连不断地要新玩具，而不是创造新的玩法。

不要吹捧宝宝的进步

避免对宝宝的想象夸大其词，把小小的改进说成天才的变革。在鼓励青少年时，最重要的是鼓励他们的进步，而不是对他们吹捧。如果在课堂上老师过于夸奖某一个学生的进取，满足一两个学生的虚荣心，一定会不自然地伤害其他学生的自尊，无助于宝宝们之间的合作。

始终保持开放的思想

要经常积极主动地寻找鼓励更多更有价值创造的途径。在一个靠固定答案获取高分的时代，保持思想的开放性是异常困难的。知识是你已经知道的东西，而想象力使得知识不断增长。

重要的是过程而不是结果

鼓励宝宝对创造过程的理解，不片面强调最后作品的重要性。一个成熟的作品，只是宝宝某一次的探索。在沾沾自喜之时，要考虑能否每次都如意。

宝宝有独立意识了

宝刚出生时并没有什么独立意识，也不知道在他面前晃动的小手和小脚是他自己的，他认为他和你是一体的。不过，随着时间的推进、宝宝的生理和心理逐步发育，他会慢慢明白自己是个独立的小人儿，有自己的身体、思想和感受。当然，到那时，他就会想要什么都按照自己的要求做了。

宝宝的独立意识需要经历几年的发育过程。他在六七个月左右开始意识到他和你是各自独立的，你可能会离开他，这就是分离焦虑通常出现的时期，这种焦虑可能会一直持续到宝宝1岁多。

不过，一旦你的宝宝变得爱和别人玩，也知道你离开后，还会回到他身边，他就能够度过这个阶段并逐渐建立起自己的独立意识。到了宝宝学走路的年纪，他不断成长的独立意识甚至可能因为过于强烈而导致一些问题，因为他希望你事事都听他的，如果不能得到满足，他就会大发脾气。

 ### 1～6个月

在最初的这几个月里，宝宝忙着学习控制身体的各种基本动作和反射，他最在意的是吃，以及妈妈的关注和拥抱。

你可能在宝宝4个月大时，开始注意到他萌发出独立意识的迹象，这个时候的宝宝发现他可以通过哭闹来引起你的注意，这也是宝宝开始明白他有独立意识的一个表现。

英国的一项著名研究表明，小宝宝的确对自我存在毫无意识。研究人员把几个1岁以下的婴儿放在镜子前，看他们是否明白镜子里的影像就是他们自己。结果发现，所有宝宝都会去拍打镜子里的影像，就像看到其他宝宝时的反应一样。接着，研究人员在一个宝宝鼻子上点了一个红点，再把他放回镜子前，宝宝总是想去摸镜子里宝宝的鼻子，而不是他自己的。

 ### 7～12个月

大约7个月大时，你的宝宝会意识到他和你是相互独立的。虽然这是认知过程的一个令人兴奋的里程碑，但这种新认识会使他感到焦虑。宝宝知道你会离开他，但还不明白你总会回来，所以很可能在你要离开的时候，突然大哭起来，哪怕你只是离开几分钟。

不要趁宝宝看不到你时偷偷离开，比如在你把他留给家里的保姆时。这样做不会帮助宝宝适应你不在的

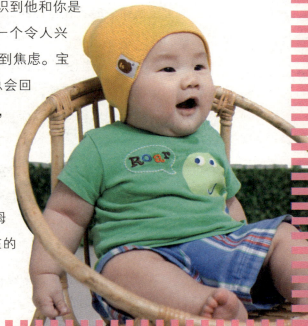

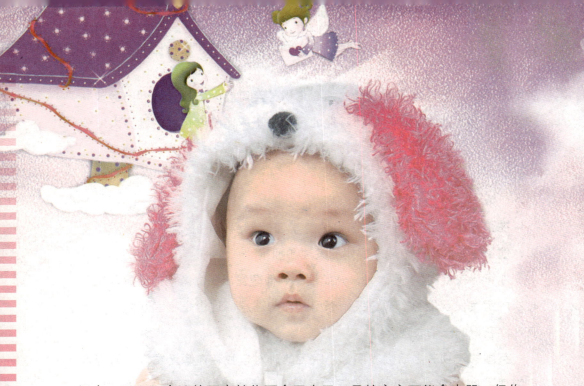

场合，反而还会让他更害怕你不会回来了。虽然宝宝可能会大哭，但你一定要跟宝宝说再见，并且在他的视线中离开。

 13～24个月

你的宝宝正在渐渐学会区分他和你，以及他和周围的世界。在上面提到的那项英国研究中，研究人员也把红点涂在了大约21个月大的宝宝鼻子上。这些宝宝照镜子时会摸自己的鼻子，这说明他们已经明白镜子中的影像就是自己。

到宝宝2岁大时，当你把他留在幼儿园或保姆那里时，他可能还会感到难过，但他能很快平静下来，因为他的经验和逐渐发育的记忆力都告诉他，你离开一段时间后会回来。你要多向他表达你的爱和关注，让他更加信任你。

也是这种信任感让宝宝有信心坚持自己的主张，他会坚持一连5天都穿那套绿色睡衣，只吃某几种食物，自己爬到他的汽车安全座椅上，所有这些都说明他的独立性在逐渐增强。

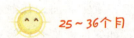

25～36个月

在两三岁时，蹒跚学步的小家伙会继续为自己争取独立。他会跑到离你更远的地方自己摸这摸那，还会不断挑战你对他的各种限制。比如，就算你告诉宝宝不可以，他还是会在墙上乱涂鸦。这段时间里，你从宝宝嘴里听到最多的一句话，可能就是"让我来"。

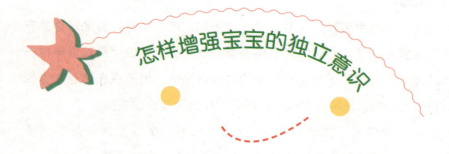

怎样增强宝宝的独立意识

说起来你也许有些不相信，其实，你越爱宝宝，越能快速地增强宝宝的独立意识。在宝宝能够离开你，独自去"闯世界"之前，他需要和你建立安全的依附关系。所以，只有你始终如一地给予宝宝爱与支持，他才能树立起独立探索世界所需要的信心，更好地培养独立意识。

从宝宝出生起，你就要及时对他的哭泣做出反应，了解他是饿了还是该换尿布了。宝宝醒着时，你要多冲他微笑，多和他说话，以便增强母子之间的亲子关系。

此外，你还可以跟宝宝玩些游戏来帮助他提高对"离开"和"回来"的理解，让他知道在你短暂离开时不用惊慌。你可用手或其他物品蒙住你的脸或蹲在家具后面跟宝宝玩"藏猫猫"，或者把一件玩具藏在毯子下面，然后跟宝宝一起找到它。这些游戏不仅有利于宝宝学习物体的"恒存性"，而且它的互动性也能增强宝宝与你的亲近感。

为了发展独立意识，你的宝宝还需要挑战自己，不断尝试，所以你要确保家里的环境对宝宝是安全的，这样你就不用总是追在宝宝后面，在他每一次试图去碰一些可能对他有害的东西时说"不"。如果你能把有危险性的东西放到宝宝够不到的地方，或者换上其他安全的物品，你就能更加放心地让宝宝自己去尝试了。

你可以通过多给宝宝一些选择，以及让他做力所能及的事，来锻炼他逐渐发育的独立意识。让宝宝在两套衣服、两种零食或两种游戏里选一个，让他自己用水杯喝水，或者自己把玩具收拾起来，这些都可以引导他学着自己做事。

要记住，虽然宝宝开始学着自己干这干那，但并不意味着他对你的安慰和爱就需要较少了。尽管宝宝可能不那么依赖你了，但他仍然渴望你一如既往的关爱。在宝宝试着自己做事的时候鼓励他，但不要在他寻求你的帮助时拒绝他，因为他将在很长一段时间里始终需要你的支持。

需要提醒你的是，虽然分离焦虑对9～18月大的宝宝来说是很正常的，但如果宝宝的分离焦虑过于强烈，以至于没有你陪在身边什么也做不了，或者在你离开他很长时间后，他仍然无法平静下来，你就需要咨询一下儿科医生。

随着年龄的增加，宝宝的独立性和自我意识也会不断增长。宝宝每长大一岁，就会希望独立完成更多的事情。宝宝越大，越明白自己能干什么，这些都是独立意识增强的表现。

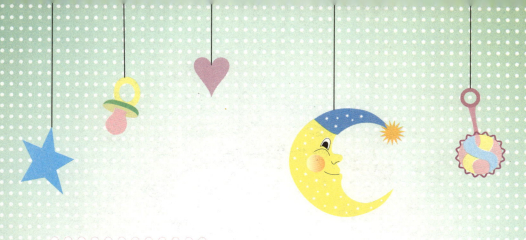

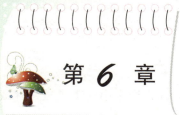

第 6 章

小细节，巧护理，

最了不起的爱是读懂宝宝的生活

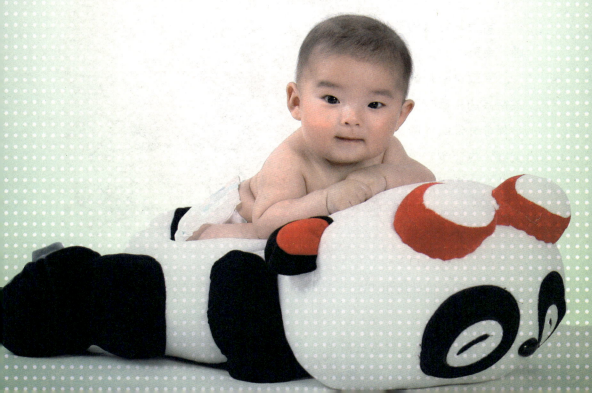

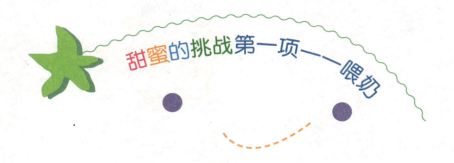

甜蜜的挑战第一项——喂奶

产后0～3天，准妈咪面临甜蜜的挑战！

宝宝出生了，这才发现喂奶真是一项大工程，半个小时下来准妈咪或许已经筋疲力尽，宝宝还因为吃得不爽而哭闹，这可怎么办？

做好万事开头难的准备吧，第一次就能正确地给孩子喂奶可并不容易。妈妈和宝宝之间要想建立起非常默契的喂养方式需要3～6周的时间。

如果你的身体允许，分娩后最好能在1小时之内让宝宝吸吮乳头。然后，坚持，再坚持。

学会最舒服的哺乳姿势。

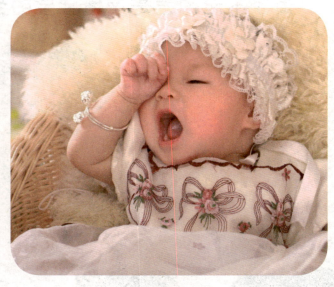

宝宝口腔与乳头衔接的正确与否是保证乳汁吸入的关键，应让宝宝含住乳晕的大部分，将乳晕下的乳房组织包括储存乳汁的乳窦部位也含入口腔内，宝宝衔住乳房组织后舌头在口中拉长。此时宝宝的舌头向前伸出盖

住牙龈，呈钩状裹住乳头部位。这样才是正确的衔接。如果宝宝没有含住乳晕，那就吸不到奶汁，宝宝就会哭闹。

在喂奶过程中，妈妈要先喂一侧乳房，等完全吸空后再喂另一侧；下次喂奶时轮换一下，这样既能促使乳汁分泌，还能防止两侧乳房大小不均一。宝宝吃完奶后，妈妈要把小婴儿轻轻竖着抱起来，让宝宝的头靠在妈妈的肩上，轻轻拍其背部，使胃内的空气排出，防止溢乳。

不管妈妈的乳房是否充盈得很好，宝宝饿了就要给他喂食，只有宝宝频繁有效地吸吮，妈妈的泌乳量才会越来越大。

不要先用奶瓶

宝宝嗷嗷待哺，但产妇却暂时还没有奶，这时候，有的父母怕宝宝饿着，就开始用奶瓶给宝宝喂食了。但其实，宝宝刚从妈妈的体内分离出来，身体里还储蓄着一些可以维持生存的营养，并不是特别急于进食的。若在炎热的夏天，宝宝出汗多时，妈妈可用小匙给他少喂点水，但先不要用奶瓶喂奶。

因为通常情况下，宝宝吸吮橡皮奶嘴要比吸吮母乳省力，如果宝宝出生后，就用奶瓶喂奶，然后再改为母乳喂养时，宝宝就容易出现乳头错觉，特别容易出现拒奶、烦躁等现象，造成母乳喂养困难，不但使宝宝得不到产妇初乳中含有的营养物质，还会使产妇因胀奶而诱发乳腺炎。宝宝长时间不吮吸母亲的乳头，也会导致产妇乳汁减少。

正确的做法是在宝宝出生后，就开始人为地挤压产妇的乳头，并开始让宝宝吮吸妈妈的乳头，这时可见有较清的奶水溢出，此奶称为初乳。初乳中不仅含有易于宝宝消化、吸收的蛋白质、脂肪和糖，而且含有大量的免疫物质——IgA和具有杀菌作用的溶菌酶。这些物质可以让宝宝不易患病，还可预防过敏反应，增强宝宝的抗病能力，是宝宝最理想的天然食品。

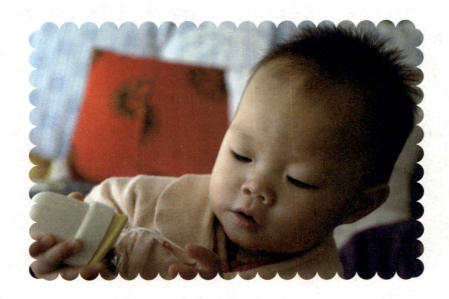

初乳可使宝宝获得强大的被动免疫能力，吮吸了初乳的宝宝，生理性黄疸的发生率会明显偏低，而未吸母亲初乳的婴儿易患腹泻、上呼吸道感染，甚至肺炎。所以，即使母乳不足，也要让宝宝抱着妈妈的乳头不断地尝试吮吸，以宝宝的吮吸力刺激乳房，促使母乳分泌，这也会有助于促使产妇子宫复原，减少产后出血。

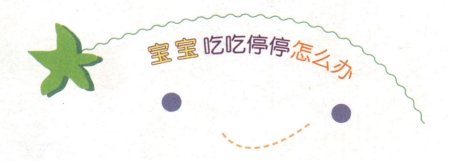

宝宝吃吃停停怎么办

对于新生儿来说，吃会儿就睡，睡会儿又吃，可能有3个原因：早产儿；吸吮能力弱；淘气。

其实，吃会儿就睡，睡会儿又吃，妈妈也是有责任的，听宝宝说：

1.妈妈奶太少，费了九牛二虎之力，也吃不着多少奶。

2.妈妈乳头太小，根本吸不住，太累了，只能歇着了。

3.妈妈没把整个乳头全部放进我口中，吸得很不舒服；我必须把乳晕也吸入口中，才能吃好。

4.妈妈抱我的姿势不对劲，把我的鼻子堵住了，我怎么出气啊？只好不吃了，睡上一觉再说。

5.爸爸也不看看奶孔是不是适合我，那么大，呛得我喘不过气来；还有一个又那么小，太费劲了，我的两颊都酸了，歇着吧！

6.冲的奶太烫了，我也不敢喝啊！

7.冲的奶太稀了，光让我撒尿

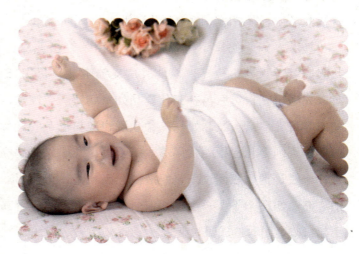

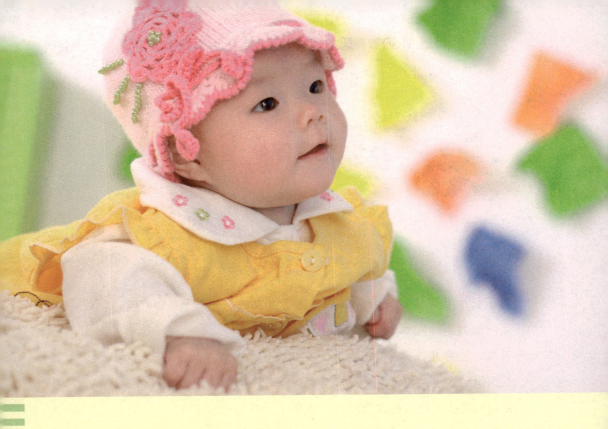

了，也不抗饿啊！

3个月以内的婴儿，吃奶时总是吃吃停停，吃不到三五分钟，就睡着了；睡眠时间又不长，半小时1小时又醒了。这是为什么呢？

首先，妈妈乳量不够，婴儿吃吃睡睡，睡睡吃吃。人工喂养的婴儿，由于橡皮奶头过硬或奶洞过小，婴儿吸吮时用力过度，容易疲劳，吃着吃着就累了，一累就睡，睡一会儿还饿。

其次，妈妈奶量不足，喂哺时要用手轻挤乳房，帮助乳汁分泌，婴儿吸吮就不大费力气了。两侧乳房轮流哺乳，每次15～20分钟。妈妈也可以先喂母乳，然后再补充代乳品如牛奶等。要注意，代乳品的温度、甜度应与母乳尽量一致，奶嘴的柔软度也应与母亲的乳头相似，使婴儿难以辨别，否则婴儿会拒绝食用。人工喂养婴儿。确定奶嘴洞口大小适中的办法，一般是把奶瓶倒过来，奶液能一滴一滴迅速滴出。另外，喂哺时要让奶液充满奶嘴，不要一半是奶液一半是空气，这样容易使婴儿吸进空气，引起打嗝，同时造成吸吮疲劳。

无论母乳喂养或人工喂养，婴儿吃奶后能安睡2~3小时，就表示正常。如果母乳充足，婴儿却吃吃睡睡，妈妈可轻捏宝宝耳垂或轻弹足心，叫醒喂奶。

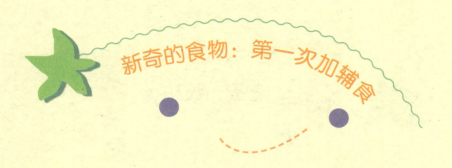

新奇的食物：第一次加辅食

该在宝宝多大时给他添加辅食？

儿科医生建议等到婴儿6个月的时候开始添加辅食。过早添加，可能会引起婴儿过敏，或者因为减少奶的摄入量而增加缺钙和缺铁的风险。如果奶量不减，却过量添加辅食，也有可能导致孩子肥胖。而过晚添加，可能会使宝宝的咀嚼和吞咽的能力得不到及时锻炼，并且口味的丰富性也得不到发展，会影响到以后的进食。

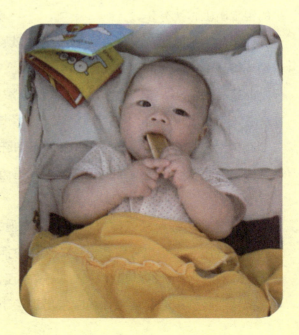

具体添加的时间一定要根据宝宝自己的意愿来进行，在这点上，宝宝之间的个体差异还是比较大的。有的宝宝4个月就开始对母乳或配方奶以外的食物感兴趣，而有的宝宝到了五六个月之后才开始接受。对于慢性子的小美食家，不妨再等等，不必操之过急。

遵循一种到多种，量由少到多的原则。每次只给他添加一种食物，最开始只给他一两勺，让他尝尝味道即可，没有异常表现后再加量。

如果宝宝不愿意吃某种食物，不要强迫，过两周再喂喂看。

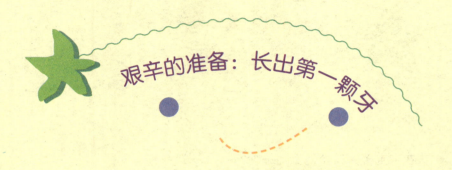

艰辛的准备：长出第一颗牙

牙齿的形成从子宫里就开始了。宝宝还是胎儿的时候，就有牙蕾，这是乳牙的基础。绝大部分宝宝会在4～7个月时冒出第一颗牙，但也有非常少的宝宝出生时就有牙。

如果你的宝宝发育快，可能在3个月时就冒出了白色的牙尖（通常会是一颗下门牙）。但如果宝宝发育慢，则可能要等到1岁多，才会长出第一颗牙。而最后一颗牙（第二磨牙，位于口腔最深处的上下牙）通常要到宝宝2岁左右才开始出现。到3岁，宝宝就应该已经长齐20颗乳牙了。

通常宝宝长牙的顺序是：先长两颗下门牙，再长两颗上门牙，然后再从两侧向后依次长出。宝宝的乳牙要等到恒齿开始长时才会掉，这一般在宝宝6岁左右。

有些宝宝轻轻松松就度过了长牙期，但有些宝宝则可能在此期间会感到很不舒服。宝宝出牙可能出现的症状包括：流口水（可能导致面部皮疹）；牙龈肿胀、敏感；烦躁易怒；爱咬东西；拒绝进食；睡眠问题。

但按照经验来看：如果你的宝宝出现了让你担心的症状，别以为都是

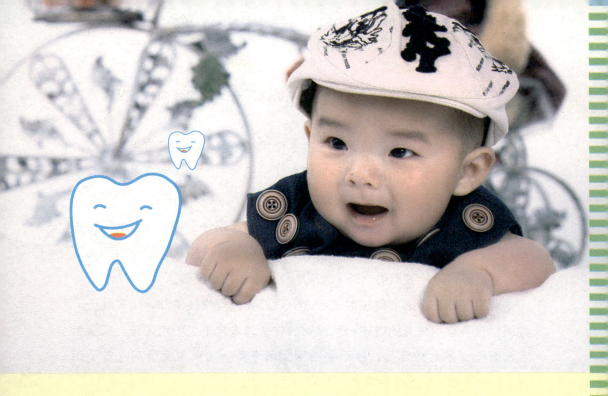

出牙造成的。如果症状持续，你就要带宝宝去医院看是否有其他需要引起注意的问题。

你没有办法加速宝宝出牙的过程，但如果你觉得他因为长牙感到不舒服，可以试着用下面的方法帮他缓解：

给宝宝一些可以咀嚼的东西，比如磨牙器或冰箱冰过的湿毛巾；

给宝宝吃点凉的东西，比如苹果酱或酸奶，可能也会感觉舒服一点；

按摩宝宝的牙床。具体做法是，先把你的手洗干净，然后用你的手指轻而稳地摩擦他的牙床。

如果以上方法都不奏效，你也可以使用一些局部用的止疼膏，但大多数儿科医生都反对这样做，因为如果用多了，这种药膏可能会使宝宝喉咙麻木，削弱他的干呕反射（这种反射能帮助宝宝防止被口水呛到）功能。

从宝宝开始长第一颗牙，你就得注意他的牙齿卫生。虽然在宝宝1岁以前，你还不必给宝宝像模像样地刷牙，但你应该至少一天两次用纱布或湿毛巾擦宝宝的牙齿和牙床。

千万不要让宝宝含着奶瓶睡觉，除非奶瓶里装的是水。因为无论是配方奶还是母乳，里面的糖分都会因此整晚留在宝宝的牙齿上，从而导致"奶瓶龋"（也就是蛀牙）。

为了减少蛀牙，你还应该训练宝宝使用杯子。当你的宝宝用带吸嘴的杯子喝东西时，他更可能比较快地喝完杯子里的东西，这样就避免了整天用奶瓶，接触糖分时间太长的问题。

宝宝18个月大时，差不多就该开始学习自己刷牙了。你得帮助宝宝学习，因为他还不能集中精神，灵敏地使用牙刷。要选择柔软的牙刷，如果你愿意，还可以给宝宝用一点（大概豌豆大小）儿童牙膏。

给宝宝刷牙不必非得按照一定方向，只要把食物残渣都弄出来就行。如果宝宝不喜欢牙膏的味道，试试别的牌子，或者干脆不用牙膏。只要宝宝没有吃太多含糖食品，就不必给宝宝用牙膏。如果宝宝确实吃多了甜食，你一定要在宝宝吃完东西后赶紧给他刷牙。

如果到了1岁时，你的宝宝还没有出牙的迹象，就需要带他去咨询医生。不过你应该知道，早产儿可能要晚几个月才出牙。

如果你的宝宝不仅有出牙的种种迹象，比如流很多口水、牙龈发肿等，而且他似乎还很疼，总是使劲大哭，那你就要带他去看医生了。因为宝宝出牙不应该这么痛苦。

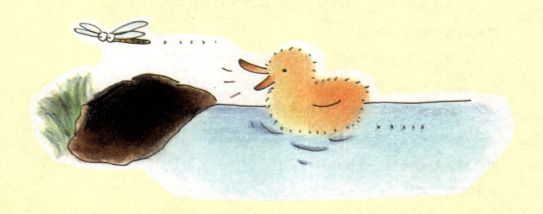

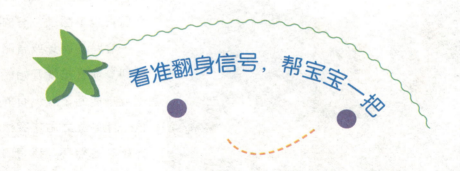

看准翻身信号，帮宝宝一把

翻身是婴儿的第一个移动手段，全世界都是一样的。不少父母按照"三翻六坐八爬"的俗语，"按时"期待着宝宝这第一个大动作的到来。但实际上宝宝翻身的时间是因人而异的，翻身的状况也是由多方面因素决定的。

许多妈妈在发现宝宝脖子立得住、手臂和腰都很有劲的时候，就会期待着"孩子是不是快翻身了！"翻身是婴儿的第一个移动手段，同时，他也因此而能把他想要得到的东西拿到手。更为重要的是，宝宝自出生之后一直是仰卧的，只能看到上面的世界，当他趴着抬起头的时候，他能看到完全不同的另一幅新鲜画面。他能够用同大人一样的视线看这个世界，这样会让宝宝更积极地拓展自己的兴趣范围，有利于他各方面能力的发育发展。

能够翻身的时间并不是固定的。

能翻身的时间是在脖子能够立住之后，这在4～7个月的婴儿是比较多的。但是，具体实现翻身动作时间却是因人而异的。有的孩子

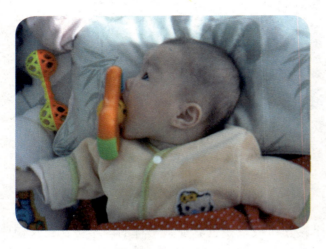

在3个月之前翻过一次之后再也不翻了，有的孩子会跨越翻身或省略掉翻身而直接就开始能坐或是能站了。也有的孩子能站立之后才突然开始学会翻身。还有的宝宝因为被突然翻过去的状态吓了一跳之后就讨厌翻身了，或是太胖的孩子翻身很困难……

但是，你完全没有必要为孩子只是不翻身或是翻身比较晚过分担心。对于宝宝的成长，父母们要用长远的眼光来看待宝宝运动机能的发展和脑力、智力的发育，但是如果还是不放心的话，可以在健康体检时询问一下医生。

虽然翻身只是一下子的动作，可在这之前，绝大多数的宝宝在练习翻身时，会发出各种想要翻身的信号。如果此时妈妈们看准宝宝要翻身的信号，兴许能帮宝宝一把，让他更容易掌握翻身的要领。

信号一：当孩子趴着的时候，他能够自觉并自如地抬起头，而且头到胸部都能够抬起来。这说明他的颈部和背部肌肉都已经很有力量了。这时如果把玩具举到比宝宝视线更高一些的位置，宝宝也能够随之把头抬高。这时妈妈可以拿着宝宝喜欢的玩具叫他抬

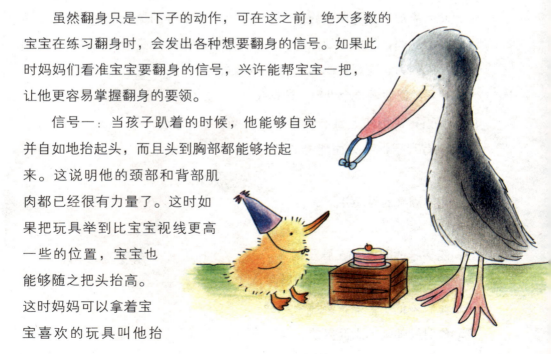

头。如果妈妈也爬下来和宝宝一起玩儿的话，也有的孩子会因此而喜欢上趴着。不要让孩子厌恶趴着，也就是说他离翻身不远了。

信号二：宝宝仰卧的时候脚向上扬，或者总是抬起脚摇晃。开始时宝宝不能很好地转动腰，所以只是把脚摇来摇去想要翻动身体。这时，妈妈可以帮他推一下屁股，给他一把力，让宝宝能够体验到翻过去的过程和乐趣。如果翻过去后，宝宝因胳膊压在自己身体下拔不出来而着急或哭喊时，你可以帮他把手拿出来，以后再慢慢锻炼他自己把胳膊抽出来。

信号三：宝宝若是总向一个自己感兴趣的方向侧躺着。这时宝宝也许已经有了翻身的意识，只是还没有掌握翻身动作的基本要领，或者这个方向对于他来说其实并不容易翻过去。这时，妈妈可以轻轻牵着宝宝的胳膊，往他侧身的方向拉他，并教他转动腰部和屁股；也可以试着在另一个方向叫他，用玩具逗引他，让他找到一个他最容易转身的方向。

锻炼咀嚼力，忌食物精细和吃手指

宝宝刚出生，都是母乳喂养或喝配方奶，只需吮，不用嚼。但是，从6个月添蔬果、肉类等辅食开始，就到了让他锻炼咀嚼能力的关键期。

一开始，让宝宝吃米粉或菜泥、肉泥等流质、半流质辅食，等他们适应以后，可以将蔬菜切成小丁，拌进米粉糊里，这样他光吞咽就不行了，需要一定咀嚼，但不费劲。

最初，宝宝可能不接受掺在米粉里的小菜丁，甚至会把它吐出来，妈妈们千万别轻易放弃，等他饿了再尝试，会容易得多。

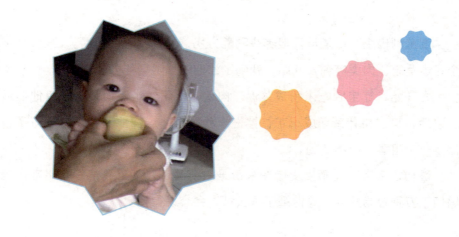

如此，食物从小丁逐渐到小薄片，薄片切得越来越厚，孩子不光咀嚼力增强了，也有利于养成不挑食的好习惯。

除了饮食上不能太精细，防止牙齿龋坏对保护宝宝的咀嚼能力也很重要。一旦牙齿龋坏，不仅咀嚼面小了，吃东西还会疼，孩子就不愿意也不容易嚼烂硬食。必须合理控制孩子吃甜食尤其是糖果：

1.吃糖选在正餐前。吃糖后马上吃饭，特别是一些加工不精细的五谷杂粮，孩子咀嚼过程中不仅能洁净牙齿，还可降低口腔酸度，减少龋齿。

2.不随意吃糖。蛋糕、糖果等甜食，要吃一块儿吃，别一会儿吃蛋糕，过一会儿又吃糖果，口腔长期处在酸性环境下，牙齿易脱矿，会增加龋齿风险。

3.睡前不喝酸奶，喝完刷牙漱口。否则，酸奶又甜又酸，牙齿更容易龋坏。

此外，家长还要避免孩子吃手指、用嘴呼吸、吐舌头等，这可能影响牙齿排列和咬合关系，多少会影响咀嚼力。

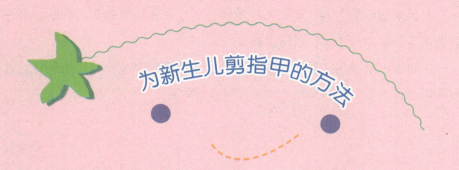

为新生儿剪指甲的方法

　　婴儿指甲长时，一定要剪，因为指甲下容易藏污纳垢，成为多种疾病的传播源。长的指甲还容易折断，甚至伤了婴儿自己的手指头。婴儿如果感觉皮肤痒或有其他不适，就会用手抓，如果指甲长，就很容易抓破自己娇嫩的皮肤。定期为宝宝剪指甲，是保持皮肤清洁的方法之一，也有助于防止病从口入。但父母为宝宝剪指甲时要谨慎，以免剪伤弄疼孩子，应注意以下几点：

　　1.由于婴儿的指甲很小，很难剪，所以要使用专为婴儿设计的指甲

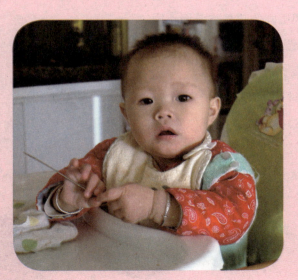

剪，不要剪得过短，以免损伤甲床。否则孩子会感到疼痛或活动时磨损指部皮肤。

　　2.婴儿喜欢用手抓脸部或身上其他部位，剪好后检查一下指甲缘处有无方角或尖刺，若有应修剪成圆弧形。

　　3.选择修剪指甲的时间最好在婴儿不乱动的时候，

可选择在喂奶过程中或是等孩子熟睡时。

4.如果指甲下方有污垢，不可用锉刀尖或其他锐利的东西刮除，应在剪完指甲后用水洗干净，以防被感染。

5.如果不慎误伤了婴儿手指，应尽快用消毒纱布或棉球压迫伤口，直到不再流血为止，然后涂抹一些碘酒或消炎软膏。

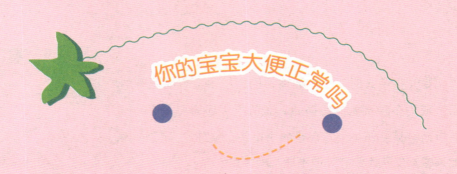

你的宝宝大便正常吗

大便可反映婴儿的消化情况和某些病变，父母平时应注意观察，发现问题及时调整饮食，或就医诊治。新生儿出生以后，第一天排出墨绿色黏稠的胎便，如出生24小时仍无大便，应注意有无先天畸形。

宝宝大便的次数和形状因不同的喂养方法而不同。

母乳喂养婴儿的正常大便呈黄色（置久表面可变绿），糊状而不成形，有一股酸臭味；新生儿每天排便3～5次，以后逐渐减少至每天2～3次，有时可能还要多一些。人工喂养的宝宝大便成形、较硬，淡黄色近似黏土色，较臭，每天1～2次。

通过观察宝宝的大便，可及时掌握宝宝身体的健康情况：

1.异常大便。次数增多，粪便与水分开——消化不

良。泡沫多，酸味重——淀粉类食物（如乳儿糕、米糊）摄入
过多，或喂糖过多，使肠内细菌过度发酵，肠蠕动增强。
色绿，量少而次数多——进食不足，伴新生儿哭闹
不安。蛋花汤样便，次数增多，不很臭，带少量
黏液——病毒性肠炎，多数伴有发热、咳嗽、流涕
等上呼吸道感染症状。黄色水样便，每天5～10
次或更多，酸臭味——肠炎。多混杂结肠炎或
慢性细菌性痢疾，应立即到医院检查治疗。

2.有些婴儿的粪便呈黄绿色，稀糊状，每天排3～4次，有时还带有没
消化的食物，但食欲、精神均佳，体重照常增加。对此不必过虑，随着月
龄的增加会自动痊愈。还有些刚满月的婴儿，每次换尿布可见尿布上沾有
一点儿大便，这可能是由于小婴儿的神经系统发育不成熟，肛门肌肉控制
不良引起的，随着婴儿的成长会好转。

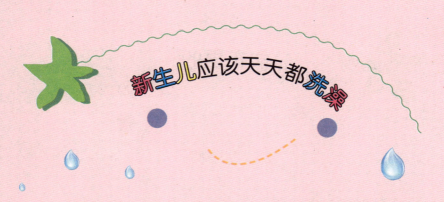

新生儿应该天天都洗澡

对于新手爸妈来说，给出生不久的小宝宝洗澡是个令人头疼的大问
题，每次都会手忙脚乱。有的父母干脆偷懒，几天才给孩子洗一个澡。其
实，应该坚持每天给宝宝洗一个澡，而父母在给宝宝洗澡时也要掌握一定
技巧。

坚持洗澡对宝宝来说是一种锻炼，宝宝进入水中慢慢就掌握了平衡，

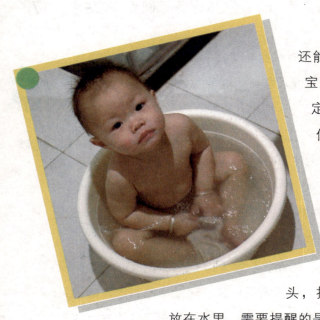

还能增强免疫力，因此应该每天给宝宝洗个澡。产妇给宝宝洗澡肯定不那么熟练，但不要害怕，要做好准备工作，提前把给宝宝换的衣服、尿布、包裹的小被子以及75%的酒精准备好。

给宝宝洗澡时，室内温度不能低于23℃，水温40℃左右。给宝宝洗澡应先洗头，把头面部洗干净了，再把宝宝放在水里。需要提醒的是，宝宝身上基本没有太脏的东西，因此不要用搓澡巾给孩子使劲搓。如果宝宝洗完澡后容易皮肤干，可以涂抹一些润肤油。

小小尿布里的大学问

 舒适且合身的尿布，才能让宝宝的小屁屁无后顾之忧

在宝宝还没学会控制大小便以前，尿布几乎是宝宝寸步不离的贴身战友，因此尿布的好坏，对宝宝的小屁屁来说非常重要。当尿尿和便便时，好的尿布能有效地抵挡不舒服、延缓细菌的侵袭，直到爸爸妈妈来解救宝宝的小屁屁。但不好的尿布则可能使小屁屁更难过，加速细菌的滋生，伤

害宝宝细皮嫩肉的小屁屁。所以虽然只是一片小小的尿布，但爸爸妈妈却必须为宝宝费点儿心思，给他找寻到好的贴身战友才行。

传统布质尿布的优缺点是：传统的布质尿布大都是棉布材质，质地柔软，比较不会因为摩擦而使宝宝的小屁屁受伤，但因为宝宝尿尿后无法保持表面的干爽，所以可能一点点尿湿，就会使宝宝觉得不舒服，而必须一有尿渍就赶紧更换。这对宝宝和爸爸妈妈来说，都是件相当困扰的事：宝宝没办法安稳地睡觉或好好玩，爸爸妈妈也得不断地打开、包好，实在很辛苦。而一整天换下来的脏尿布可不少，清洗也得花一些工夫。它的好处是比较有利健康和省钱。

 好的纸尿布：柔软、透气、能保持干爽

好的纸尿布必须保有布质尿布的优点，并克服它的缺点。由于宝宝的活动力强，尿布又是最贴近地包裹着整个小屁屁，所以质地必须细致柔软，才不会使小屁屁因为摩擦而受伤；透气性良好，能将尿液和便便的湿气与热气散发出来，使小屁屁不会感觉闷热潮湿、不致长湿疹；而最重要的是，能有最佳的吸收力来保持小屁屁的干爽，并且能将尿尿和便便区隔开，以避免它们在一起产生化学变化，而使尿布疹有机可乘，"肆虐"宝宝的小屁屁。

选购纸尿布，应多加比较与试用

目前市面上的纸尿布的品牌很多，价格上也有些差异，相信爸爸妈妈在选购时多少会有些茫然和迷惑。除了从包装上的介绍来了解商品的特性和功能予以比较外，还可多把握厂商试用品促销的机

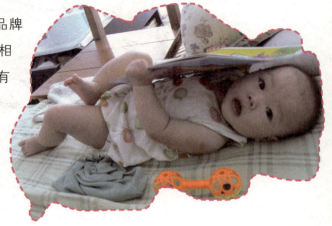

会，或是购买一小包比较有信心的品牌产品回家试用。

试用时，除依照上述内容加以判断纸尿布的好坏外，还应观察看使用后的纸尿布，会不会因为吸收了尿而变成硬块，或是有粉状的物质沾留在小屁屁上，这多少都会使宝宝感到不舒服。

宝宝长大，尿布的大小也要跟着调整

宝宝一天天地长大，什么时候该帮宝宝调整尿布的尺寸呢？通常尿布的外包装上会有建议性的标示，如以宝宝目前的出生月数或现在的体重为依据，提供给爸爸妈妈调整的参考。除此之外，爸爸妈妈如果发现包好尿布后，宝宝的腰部并不会过紧，但大腿的地方却有红红的一条印痕时，也表示该为宝宝调整尿布的尺寸了。

一片贴身的尿布，关系着宝宝的健康和成长，对于希望让宝宝最好地成长的爸爸妈妈们来说，小小尿布中也有着大学问！

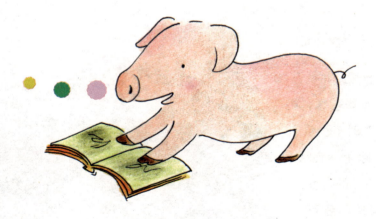

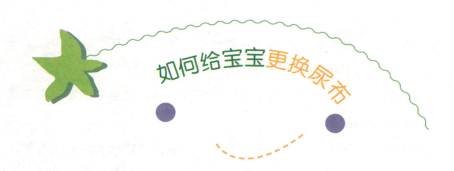

如何给宝宝更换尿布

为宝宝更换尿布是一个令大多数父母头疼的问题。我们经常发现，在为宝宝更换尿布的时候，宝宝会烦躁不安甚至是哭闹不止。如何使这个过程变得轻松愉快是所有父母共同探寻和期盼的。通常，老一辈人会将他们的经验传授给我们一些，诸如：可在更换尿布的时候，通过扮鬼脸、轻柔的语言或是悬挂于床边的玩具挂件来转移宝宝的注意力或视线；让宝宝听他喜欢的音乐，使他乐于享受换尿布的过程。简单地说就是建立一个反射弧，让宝宝在换尿布的时候可以保持安静，并乐于配合妈妈的这一动作。除了以上的常用方法外，下面从专业规范的角度介绍一下换尿布的步骤，使年轻的爸爸妈妈掌握较好的更换尿布的方法：

1.固定的更换平面。将宝宝平放于地板、床或小桌上，使其感觉舒适安全。需要注意的是要时刻用手保护宝宝的身体以免摔伤。如果你选择桌面，请最好保证桌面的高度和你腰的高度一致。

2.宝宝的安全保护。请你确保在换尿布的全过程中手始终托扶着宝宝，以防宝宝在换尿布的过程中从床或桌面上滚落造成不必要的伤害。

3.与宝宝亲密接触。把帮宝宝换尿布的过程

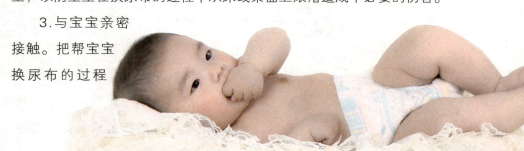

变成你和宝宝亲密接触的时间，通过抚触、亲吻、交谈会使你和宝宝都倍感亲切与愉悦。

4.充分准备。在换尿布前将干净的尿布、尿布桶、护肤柔湿巾、护臀膏等准备好，以备更换尿布时使用。

5.尿布更新。双手握住宝宝的双腿，将其高抬，使宝宝的臀部稍稍离开尿布，迅速撤换尿布。

6.使用婴儿护肤柔湿巾。最初的几个月，宝宝的娇嫩肌肤对一次性尿布中的护臀膏和润肤露成分是比较敏感的，因此在此阶段选用清洁的、柔软的、温暖的尿布片是最佳的选择。等到宝宝稍微大一些，可使用一次性尿布或同时使用两种尿布。

7.彻底清洁。打开尿布，用柔软的棉签或护肤柔湿巾轻轻擦拭宝宝的阴部和臀部。由于女孩特殊的生理特点，在为其擦洗阴部的时候，正确的方法应是由前向后，以降低污物进入阴道的概率。而男孩则应确保所有皱褶处都被清洁到。此外，在清洁包皮时要特别的小心；同时为了避免在更换尿布过程中宝宝会发生小便，可使用柔软的纸巾将宝宝的阴茎暂时包裹起来，更换后再将纸巾拿开。

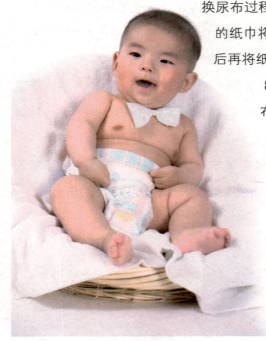

8.防止尿布疹。如果宝宝得了尿布疹，可使用护臀膏在宝宝的臀部建立一层保护膜以防止感染的进一步扩大和患过敏。

9.尿布安全性。这完全取决于你使用一次性尿布还是尿布巾。可根据不同尿布的特点来为宝宝更换。一次性尿布：尿布的前后有拉扣用于调整尿布的松紧。尿布包裹得过紧会使宝宝不舒适，过松会造成污物的渗漏。尿布巾：安全的尿布巾带有别针可调节尿布的松紧。需要注意的是要随时留意别针是否扣紧以防伤害到宝宝。

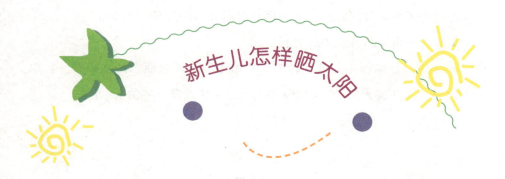

新生儿怎样晒太阳

　　太阳光中的红外线温度较高，对人体主要起温暖作用，可使身体发热，促进血液循环，增强人体活动功能。太阳光中的紫外线能促进皮肤中一种叫麦角因醇的物质转变成维生素。维生素D进入人的血液后能帮助吸收食物中的钙，可以预防和治疗小儿佝偻病；紫外线还可以刺激骨髓制造红细胞，防止贫血，并可杀除皮肤上的细菌，增强皮肤的抵抗力。可见，新生儿晒太阳很重要。不可隔着玻璃窗、纱窗在室内晒太阳，否则会减少紫外线的透入。

　　但婴儿太小时不能直接到室外曝晒，只能在室内，斜射阳光时打开窗子给婴儿晒太阳，每天晒1~2次即可，一般健康婴儿2周后即可在室内晒太阳。

　　一般出生3~4周后的婴儿，才能抱到户外晒太阳，而且刚开始的时间要短，只晒身体的一部分如脚腿等，然后再慢慢地增加晒太阳的时间和范围。头部和脸部一般不要直接照射，可置阴凉处或戴遮阳帽。一般婴儿晒太阳的顺序是：

1.最初的2～3天，可从脚尖晒到膝盖，5～10分钟即可。

2.然后扩大晒的范围，从膝盖扩大到腿根部。

3.除去尿布，可连续2～3天都晒到肚脐，时间为15～20分。

4.最后可增加晒背部约30分钟。

晒太阳时如果新生儿流汗，要用毛巾擦净，再喂他白开水或果汁，以补充水分。小儿晒太阳的时间最好在早上9～10点及下午的4点左右。

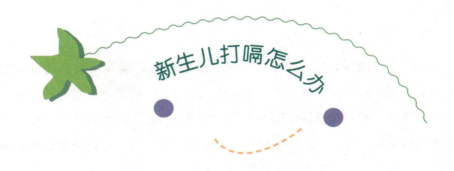

新生儿打嗝怎么办

新生儿打嗝是极为常见的现象，不是病。新生儿为什么容易打嗝的原因还不是很清楚，目前认为是由于小儿神经系统发育不完善，导致膈肌痉挛，所以打嗝的次数会比成年人多。打嗝会造成家长的不安，但对新生儿不会有不良影响，不少地方介绍各种处理方法，家长可以作尝试，但从医学角度看，新生儿打嗝是一种无需任何处理的生理现象。

 引起新生儿打嗝的原因：

1.宝宝喝了冷风，受了风寒而诱发打嗝。

2.宝宝有时候吃了生冷的奶水或者食物消化不好，容易诱发打嗝。

3.宝宝在惊哭之后进食一时哽噎也可诱发打嗝。

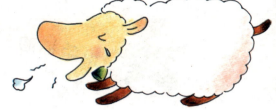

 如何缓解宝宝打嗝？

1.家中的宝宝持续地打嗝一段时间，可以喂宝宝喝一些温开水，以止住打嗝。

2.天冷的时候可以在衣服外边放一个暖水袋，消除体内的冷气。

3.用少量的橘子皮泡开水，有疏畅气机、化胃浊、理脾气的作用。

 宝宝打嗝，妈妈在照看时要注意以下几点：

1.在宝宝哭的时候不要进食，这样很容易打嗝。

2.喂奶时要讲究正确的姿势，要注意让宝宝头比身子高。

3.母乳喂养时注意避免乳汁流得过快，人工喂奶也要避免喂得太急。奶瓶倾斜45度角，可以让气泡跑到奶瓶底端，不致让宝宝吃进气泡而打嗝。

4.每次喂完奶，将宝宝竖着抱起来轻轻地拍打其后背，直到打出嗝以后再放下，这样宝宝的肠胃会比较舒服。

 使婴儿打嗝排出空气的窍门：

把他的臀部放在你的前臂上，把他直立地抱着支撑在你的肩膀上。摩擦或轻拍其背的中下部。

让你的孩子直立地坐在你的大腿上，面对一边。用一只手支撑他的下巴，另一只手按摩或轻拍他的背部。

把宝宝的肚子朝下放在你的大腿上，让他的手臂和头转向一边。把你的腿抬高到他的头和胸部。一只手稳住他的臀部，另一只手轻拍他的背部。

用手抓脸，是不是宝宝不舒服

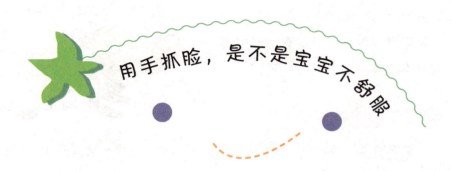

　　快两个月的宝宝，会用手抓脸了；如果婴儿指甲长，会把脸抓破；即使没抓破，也会抓出一道道红印。老人都喜欢给宝宝缝制一副小手套，用松紧带束上手套口或用绳系上。其实这样做是很不安全的。如果束得过紧，会影响宝宝手的血液循环；如果缝制的手套内有线头，可能会缠在宝宝的手指上，使手指血液不畅，严重者出现坏死。

　　不赞成使用小手套防止宝宝抓脸，这会给宝宝带来不便，试想一下，如果整天给你套副手套，你会感到舒服吗？不管多么柔软的布，对宝宝稚嫩的小脸也都是有摩擦的，且比小手的摩擦力要大得多。把宝宝的指甲剪得稍微短些，然后再轻轻磨一下，让指甲变得很圆钝，这样就再也抓不坏脸了。

　　手的发育在大脑发育中占有很重要的位置，手的活动是宝宝发育中非常关键的一种能力，如果整天用手套套着，不利于宝宝的手运动能力的发展，宝宝根本不能看到自己的小手，这样也就减少了锻炼的机会，导致其运动能力发展迟滞，这会影响其智力发育。手的神经肌肉活动可以向脑提供刺激，这是智力发展的源泉之一。有的妈妈怕宝宝抓脸，就给宝宝穿很长袖子的衣服，这虽避免了发生手指缺血，但会影响宝宝手脑的运动和协调发展，也是不可取的。

新生儿为何不能吃盐

胎儿的肾脏虽能排尿到羊水中，但功能却远不如成人。新生儿出生以后，立即可以排尿。但最初几天，因摄入乳量不足，尿量比较少，每天为5～6次，1周后逐渐多达20～30次。新生儿的肾脏发育不成熟；肾小管短，发育不良，容量少，只能维持正常情况下的需要，调节、浓缩能力比较差，潜力很低，因此处理水和电解质时容易发生紊乱，尤其是排泄钠盐的功能不足。因此，新生儿吃了盐以后，肾脏没有能力

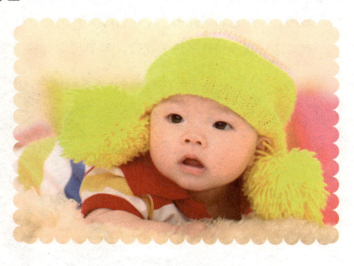

将它排泄掉，以致钠盐潴留在组织之内，结果会引起局部水肿。

因此，新生儿饮食中不能加盐。吃牛奶的婴儿，大便多数比较干燥，可以多喂些温开水，但水里也不可加盐，可加些蜂蜜。

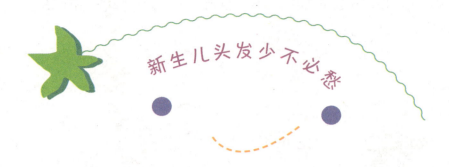

新生儿头发少不必愁

专家指出，新生儿头发稀少是没必要发愁的。

一方面，头发的遗传倾向比较明显，存在着个体差异，头发的多少、色泽、曲直与父母遗传有一定关系。如父母头发好，则孩子的头发也较好，父母头发差，孩子的头发也差。

另一方面，出生时头发多少和今后头发的多少无关。婴儿头发的生长和身体长高一样，有早有迟，有快有慢。大部分孩子随着他的身体发育过程，会渐渐由稀到密、由黄到黑。大量事实表明，头发稀少的小宝宝到1~2岁时，头发已和其他孩子没什么两样了。

有些家长减少给孩子洗发次数，唯恐把仅有的头发洗掉。其实洗发时

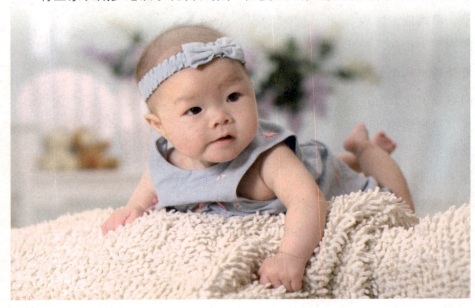

脱落的都是衰老的头发，不洗也会掉；相反，长期不洗发，油脂及汗液的刺激会引起继发感染，反而影响新的头发生长。个别家长还给婴儿的头皮上擦生姜，想以此增加毛囊周围的血液循环，促进头发生长。这种做法是无益的，也没有科学依据。而通过给宝宝多剃头来达到多生长毛发的方式更是十分危险，因为当剃刀刮宝宝的头发时，不少毛孔会出现我们肉眼看不到的损伤，加上剃刀不干净或者头部皮肤不清洁，细菌由此趁机而入，导致局部有小脓包或者皮肤化脓感染。

当然，也有婴儿的头发少与疾病有关。如佝偻病、某些稀有元素的缺乏或过剩、有遗传代谢疾病等的患儿都会表现为头发稀疏。如果孩子1岁左右头发仍无明显改善，可去医院做微量元素和其他相关检查。此外，还应注意调节新生儿饮食结构并加强对身体的锻炼。

新生儿睡觉需要用枕头吗

一般说来，成人睡觉要枕枕头，这样才能睡得舒服、睡得香甜。可新生儿睡觉时也要用枕头吗？

其实，在正常情况下，刚出生的婴儿睡觉是不需要枕头的。这是因为新生儿的脊柱是直的，没有成年人脊柱特有的生理弯曲。新生儿在平躺时，后背与后脑自然处于同一平面上。因此新生儿如果不用枕头睡觉，也不会因颈部肌肉紧绷而引起落枕。而且刚出生的婴儿头部相对较大，几乎与肩等宽，平卧、侧卧都很舒适，所以不应该用枕头。如果给新生儿用了

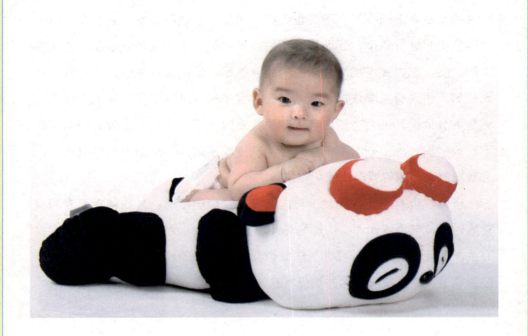

　　过高的枕头，反而容易造成其颈部弯曲、呼吸困难，以致影响新生儿的正常生长发育。

　　若新生儿容易吐奶，可以把他们整个上半身适当垫高一点儿。当婴儿长大一点时，颈椎开始出现向前的生理弯曲，这时可将毛巾对折一下给婴儿当做枕头。当孩子开始学爬、学坐时，他的胸椎开始出现向后的生理弯曲，同时其肩部也逐渐增宽。这时孩子睡觉就应该垫上3~4厘米厚的枕头了。枕头过高、过低都不利于其生长发育。新生儿常睡高枕头，还容易形成驼背。由此看来，根据新生儿的生理特点和生长发育特点，不给新生儿用枕头为好。

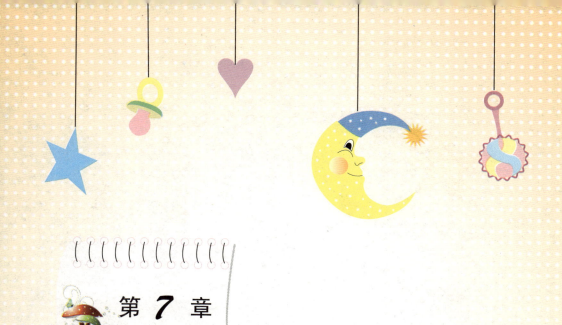

第 **7** 章

新生命适应新环境，
懂得如何给宝宝修复自我的机会

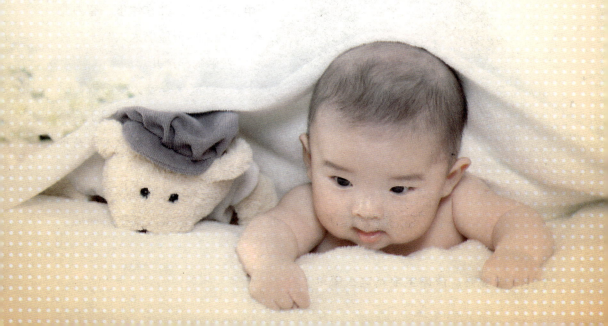

新生儿抚触

抚触作用

　　抚触也称为按摩，自从有了人类就有了按摩，在自然分娩的过程中，胎儿就接受了母亲产道收缩这种特殊的按摩。

　　1958年，HARLOW博士著名的实验震惊了心理学界，在实验中的小猕猴宁要可以抚摩的母猴的替身物品（一个架子上蒙上毛圈织物），而不要食物（裸露在钢丝架上的奶头和牛奶）。抚触的研究从此进入了崭新的一页。

　　长期以来，有关婴儿抚触的绝大部分研究都集中于早产儿。对早产儿施以抚触治疗，结果令人吃惊，如此简单的干预手段使赢弱的早产儿的体重、觉醒时间、运动能力明显增加，住院时间缩短，甚至在出院后的随访中，这些早产儿在体重、智力，行为评估分值仍大大高于未经抚触的早产儿。

　　医学专家大受鼓舞，进一步将抚触研究运用于疾病儿，同样产生了令人振奋的效果。

　　实验的结果表明，经抚触的健康新生儿奶量摄入高于对照组。

抚触可以增加胰岛素，胃泌素的分泌，不仅如此，在健康足月儿中，抚触还有减轻疼痛的神奇作用。对于剖腹产的婴儿，抚触可以消除剖腹产后的隔阂，建立更加深刻的亲子关系。随着科研进展，抚触研究进入了脑科学及心理学的全新领域。

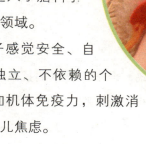

抚触使孩子感觉安全、自信，进而养成独立、不依赖的个性。抚触能增加机体免疫力，刺激消化功能，减少婴儿焦虑。

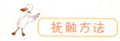
抚触方法

★头部抚触

1. 用两手拇指从前额中央向两侧滑动。

2. 用两手拇指从下颌中央向两侧滑动，让上下颌形成微笑状。

3.两手从前额发际抚向脑后，最后两中指停在耳后，像梳头样动作。

★胸部抚触

双手在胸部两侧从中线开始弧行抚触。

★腹部抚触

两手依次从婴儿右下腹向上再向左到左下腹移动，呈顺时针方向划圆。

★四肢抚触

两手抓住婴儿一个胳膊，交替从上臂至手腕，轻轻挤捏，像牧民挤牛奶一样，然后从上到下搓滚。对侧及双手做法相同。

★手足抚触

用两拇指交替从婴儿掌心向手指方向推进，从脚跟向脚趾方向推进，并捏搓每个手指和足趾。

★背部抚触

以脊椎为中线，双手与脊椎成直角，往相反方向移动双手，从背部上端开始移向臀部，再回到上端，用食指和中指从尾骨部位沿脊椎向上抚触到颈椎部位。

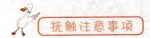 抚触注意事项

不必拘泥于某些刻板固定的形式，但是，基本的抚触程序是先从头部开始，接着是脸、手臂、胸部、腹部、腿、脚、背部。每个部位抚触2~3遍。开始要轻，以后适当增加压力。

★最好在两次喂奶之间进行抚触，洗澡后也可以，室温在22~26℃。

★抚触前用热水洗手，可用润肤油倒在手心作为润滑剂。

★抚触时可播放优美的音乐，和婴儿轻轻地交谈。

★密切注意婴儿的反应，出现下列情况时应停止抚触：哭闹、肌张力增高、活动兴备性增加、肤色出现变化、呕吐。

★对早产儿的抚触应该在30℃环境温度下进行。

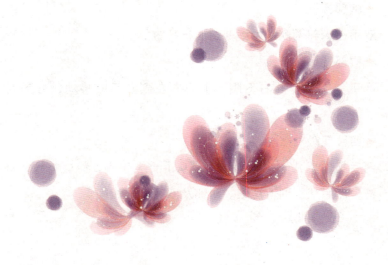

宝宝吐奶怎么办

宝宝吐奶的原因

宝宝吐奶很多的原因，很可能只是因为他还正在学习吃奶的技术。别担心，不是只有你的宝宝这样，宝宝吐奶现象在大约40%的婴儿中经常发生。4个月大是宝宝吐奶最多的时候。

如果婴儿吃母乳或配方奶时吸进了空气，空气就随着奶一起进到胃里。空气肯定要出来，上行时就会带出些奶来，这就是宝宝吐奶。

相对于宝宝的个儿头而言，他们会摄入很多很多的营养物质。再加上有些宝宝真的很喜欢吃，有时候就会吃多，小肚子里都装不下了，于是就发生宝宝吐奶的现象。

此外，新生儿的消化系统还没有发育完全。宝宝食道末端的肌肉，也就是控制食物进出的肌肉，可能尚未长好。因此，也难怪宝宝吐奶这么多了。

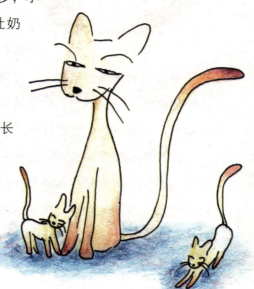

宝宝吐奶怎么办？

试试下面的方法，帮助减少

宝宝吐奶的情况：

1.给宝宝喂奶时，尽量竖着抱他。如果让他蜷在你的臂弯里，或者坐在婴儿汽车座椅里慵懒地吃奶，会让配方奶或母乳不能直接进入他胃里，造成宝宝吐奶。

2.喂奶时要安静。专心吃奶能够避免宝宝吐奶。减少周围的噪音和其他可能会让宝宝分心的东西。而且，尽量不要等宝宝很饿了才喂他。如果宝宝分心了或很急躁，就更有可能在吃母乳或配方奶时吞进空气，因此宝宝吐奶的现象就更容易出现。

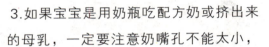

3.如果宝宝是用奶瓶吃配方奶或挤出来的母乳，一定要注意奶嘴孔不能太小，因为太小会让宝宝着急，从而吞进空气。另一方面，如果奶嘴孔太大，由于奶流得太快，宝宝吞咽不及也会造成宝宝吐奶。

4.每次喂完奶都要给宝宝拍嗝。实际上，如果宝宝吃着吃着很自然地停住，你就要利用这个机会，赶快在他又开始吃之前给他拍嗝。这样的话，如果宝宝胃里有空气，就能在他吃进更多的奶之前排出去了，从而避免宝宝吐奶。别忘了，拍嗝之前，要在你的肩膀上放块毛巾，以防弄脏衣服。如果你在几分钟内没有给宝宝拍出嗝来，也别担心。宝宝很可能那会儿还不需要打嗝呢！

5.不要压着宝宝的肚子。宝宝穿的衣服和纸尿裤一定不能太紧，给他拍嗝的时候，不要把宝宝的肚子压在你的肩膀上。尽量不要在宝宝刚吃完奶的时候，就带他坐车出去，因为当宝宝坐在婴儿汽车座椅里时，他的胃也会受到挤压，造成宝宝吐奶。

6.宝宝吃完奶后，不要让他动得太厉害。尽量让宝宝保持直立的姿势半小时左右。这样重力就会发挥作用。你可以背着他，把他放在背袋里，或者如果他够大的话，用枕头撑着他，让他靠在你旁边，这样也能减少宝宝吐奶。

7.别给宝宝吃多了。如果你的宝宝似乎每次吃完奶后都要吐一点儿，他可能是吃得太多了。试试喂食的间隔稍微短一些，每次喂他的配方奶或母乳稍微少一点，看看他愿不愿意。他可能乐意每次少吃点儿配方奶或母乳，但会想多吃几次。这也是一个避免宝宝吐奶的方法。

8.如果宝宝睡觉的时候容易吐奶，你可以把他的头抬高一些。虽然让他睡在枕头上并不安全，但是你可以用泡沫或木头块把他床垫的一头或小床的床头垫高，尽可能避免宝宝吐奶。

在大多数情况下，到宝宝差不多六七个月大时，或者学会独坐时，宝宝吐奶的现象就不会再发生了。不过，还有少数宝宝吐奶会一直吐到1岁左右。

宝宝吐奶会带来严重问题吗？

首先你要判断是宝宝吐奶还是宝宝呕吐。宝宝呕吐一般比宝宝吐奶时更用力，而且吐出来的量也比较多。而宝宝吐奶只是吐出一些刚吃的东西。如果你的宝宝看起来很难受，他多半就是呕吐。宝宝吐奶通常只是你育儿过程中正常的一部分，如果只是宝宝吐奶，大部分宝宝都不会感到不舒服。但如果宝宝体重没有正常增加，那么建议你带他去看医生。

如果不是单纯的宝宝吐奶，宝宝开始出现喷射性呕吐，你要立刻带他去医院。喷射性呕吐是指宝宝嘴里的奶很猛烈地喷出去，比如一下子从房间的这头喷到了另一头。这可能说明宝宝是幽门狭窄，即胃末端的肌肉变厚了，食物无法通过并进入小肠。

如果你看到宝宝的呕吐物里有绿色的胆汁，也要马上带他去医院。这也许说明宝宝的肠道出现了堵塞，可能需要紧急手术治疗。

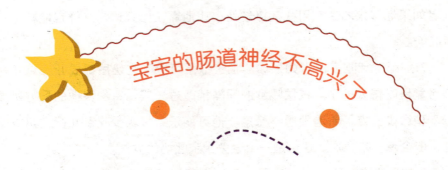

宝宝的肠道神经不高兴了

常常有妈妈告诉医生，说孩子好像是直肠子，一吃就拉。真正的原因是宝宝肠道神经发育不完善，肠道极易被激惹，孩子的吸发育就会受到影响，出现体重增长缓慢，身高和体重不在同一水平上，呈现瘦弱型体质，偏离正常的生长发育曲线。

 防止混合喂养的产生

父母要了解这些情况，不要总是认为奶不够吃，削弱纯母乳喂养信心，混合喂养儿往往就是在这个月产生的。妈妈认为她的奶量不足了，就会给孩子添加牛乳，橡皮奶头孔大，吸吮省力，奶粉比母乳甜，结果孩子可能会喜欢上奶粉，而不再喜欢母乳了，因为添加了牛乳，下次吸吮母乳时间就会缩短，吃的奶量也会减少，母乳是越刺激奶量越多，如果每次都有吸不净的奶，就会使乳汁分泌量逐渐减少，最终成了母乳不足，人为地造成了混合喂养。

妈妈应该知道，4个月以内的孩子，最好是纯母乳喂养。混合喂养是几种喂养方式中最不好掌握的，要尽量避免。当您认为您的孩子吃不饱，要添加牛乳时，要向儿科医生咨询，请医生判断是否真的吃不饱，当然，要向有责任心的医生询问，如果您认为这位医生的判断不令您信服，要再向另一位医生请教，不要轻易放弃纯母乳喂养。

生理性溢乳与疾病呕吐快速鉴别技

这个月的孩子虽然吸吮力增强了，但是胃容量并没有显著增加，而这个月的孩子活动能力增强，运动量增加，觉醒时间延长，新生儿期本来没有溢乳，这个月可能会发生溢乳；新生儿期就有溢乳的，可能会更加严重，溢乳的次数可能减少但溢乳的量可能会增加，而且会出现大口的漾奶。妈

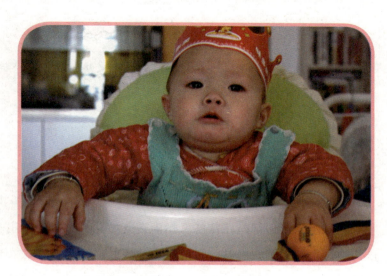

妈往往认为是孩子有病了，抱到医院看医生，诊断是生理性溢乳。生理性溢乳的孩子，吐奶前，孩子没有异常表现，突然漾出一口奶，可以是刚刚吃进去的奶液，也可以是成豆腐脑样的奶块，但不会混有黄绿色的胆汁样物。吐后孩子一切正常，精神好，照样吃奶。即使每天都漾奶，孩子不但不瘦，还比较胖，生长发育也正常。

疾病所致的吐奶，吐奶前孩子往往有痛苦表情，或哭闹，或来回来去地翻腾，挣劲，脸可能会憋得发红。有时会伴有腹泻、发热、腹胀等异常表现。

 小便次数减少了，缺水了？

新生儿小便次数比较多，几乎每十几分钟就尿，一天更换几十块尿布，也看不到干爽的尿布，打开就是湿的。但随着月龄的增加，孩子排尿

次数会逐渐减少，尿泡却比原来大了，原来垫两层就可以，现在垫三层也会尿透，甚至把褥子都尿湿了。所以，并不是缺水了，是孩子长大了，妈妈应该高兴。

但如果是在夏季，天气热，孩子可能会缺水分，不但尿次数减少，每次尿量也不多，嘴唇还可能发干，这是缺水了，要注意补充。

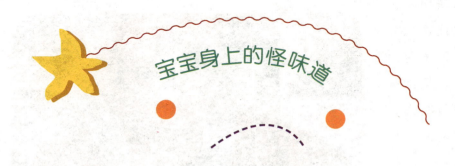

宝宝身上的怪味道

一般来说，宝宝身上常常有奶香味，虽然有的宝宝排出的尿略带有呛人的氨水味，但都是正常的。然而有些婴儿身上却散发出一些奇怪的味道，像烂白菜、烂苹果味、汗脚味、鼠尿味、臭鱼烂虾味、猫尿味等，如果婴儿身上有这种味道，千万不要忽视。因为这些怪味可能是宝宝患有某种先天性代谢性疾病的信号。

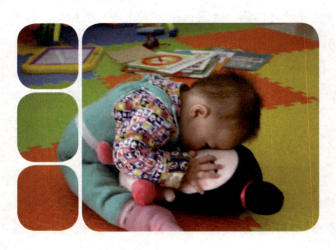

先天性代谢性疾病，多是由于与遗传有关的基因发生突变，导致某种酶或结构蛋白的缺陷，而使体内氨基酸或有机酸代谢发生障碍，产生异常代谢产物堆积在宝

宝身体内，并通过汗、尿排出，从而散发出各种怪味。例如，枫糖尿症，可散发出枫糖汗、烧焦糖味、咖喱味；苯酮尿症，可散发出耗子臊味；蛋氨酸吸收不良，可散发出啤酒花烘炉气味，高蛋氨酸血症，可散发出烂白菜味或腐败黄油味；戊二酸血症，可散出汗脚味等。

先天遗传代谢性疾病如不及时治疗，会直接影响到孩子的正常发育，尤其是智力发育，将会造成终生遗憾。苯丙铜尿症就是如此，如果早期发现，在脑组织未受严重损害以前即开始治疗，孩子可以长得与正常孩子一样健康，一样聪明。否则后果很严重。

新生儿都是近视眼

新生儿调节视焦距能力差，东西距新生儿太近或太远，他们均看不清楚，只看到模糊的影子。所以要提高新生儿看东西的能力必须将物体放在距婴儿眼20厘米左右的距离。

他们看东西的最好距离约20厘米，相当于母亲抱婴儿喂奶时母亲脸和婴儿脸之间距离。这种状态一直持续到生后3～4个月，婴儿4个月后才有调节视焦距的能力。

过去认为新生儿不会看的原因之一是不了解新生儿近视的特点。

当新生儿在注视你时，你的头向一侧慢慢移动，但仍然面对着婴儿的脸，这时他会慢慢移动眼，随后转动头部追随你运动的方向。除水平方向外，他还能从垂直方向追随看你的脸。

假如与此同时和婴儿说话，就更能引起他的兴趣，因为声音刺激和嘴的活动会增强他的感受。

有些医生用红外照相技术发现，新生儿看图形时常先扫视图形的外部轮廓，然后看细节。

同样，当看你的脸时，先看脸的轮廓，再看眼、嘴等。眼睛是特别能吸引新生儿注视的目标。

新生儿不但会注视母亲的脸，而且想用手接触她的嘴，说明视觉和手活动之间已有不寻常的协调动作了。

有的新生儿能追随移动的物体，而有的新生儿似乎不会看；这主要是和他们所处的状态有关，他们在安静觉醒状态才会看东西。

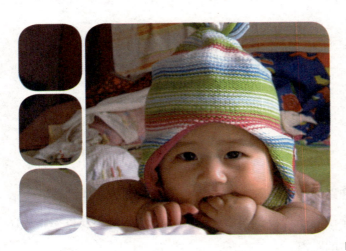

如果你想观察新生儿看东西的能力，首先要学会敏锐地认识新生儿的觉醒状态。有的新生儿的机敏觉醒时间是很短暂的，必须善于抓住时机。

这种状态常在吃奶后1小时左右容易出现，因为可能与觉醒和睡眠周期有关。

最好不要在刚吃完奶以后进行，因为这时婴儿很困，睡得很熟，不易叫醒。

也要避免第二次喂奶前，因为这时小儿被叫醒后很饿，想吃奶，容易哭闹。

其次，室内光线不能过亮，因为强光使新生儿睁不开眼。

为了能引出新生儿视觉的出色表演，应使新生儿有一个舒适的体位，最好采取坐位，将婴儿半卧抱在膝上，你拿一个颜色鲜艳的玩具以引起他的注意，或使他看你的脸。如果你将物体轻轻摇动，便更能引起新生儿的注意。

如果新生儿有病或经历不顺利的分娩过程，看东西的反应暂时引不出来是完全有可能的。

除此以外，几乎所有的健康新生儿均有这种天生的看东西的能力。

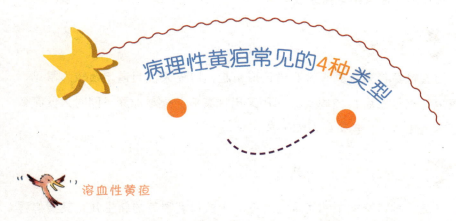

病理性黄疸常见的4种类型

溶血性黄疸

溶血性黄疸最常见原因是ABO溶血，它是因为母亲与胎儿的血型不合引起的，以母亲血型为O、胎儿血型为A或B最多见，且造成的黄疸较重；其他如母亲血型为A、胎儿血型为B或AB；母亲血型为B、胎儿血型为A或AB的，这类情况较少见，且造成的黄疸较轻。因此，一些父母会十分紧张，担心孩子会发生ABO溶血，其实要说明的一点是：不是所有ABO系统血型不合的新生儿都会发生溶血。据报道，新生儿ABO血型不合溶血的发病率为11.9%。新生儿溶血性黄疸的特点是生后24小时内出现黄疸，且逐渐加重。

给新生儿喝草药一直是民间的做法，对于部分宝宝也起了作用，但是近年的临床研究发现，有少部分男婴因喝了草药而发生急性溶血性黄疸。因此，儿科医生都不建议家长自行为宝宝去胎毒而喝草药。

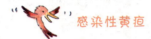
感染性黄疸

感染性黄疸是由病毒感染或细菌感染等原因引起的，主要使肝细胞功能受损害而发生的黄疸。病毒感染多为宫内感染，以巨细胞病毒和乙型肝炎病毒感染最常见，其他感染风疹病毒、EB病毒、弓形体等较为少见。细菌感染以败血症黄疸最多见。该型黄疸的特点是生理性黄疸持续不退或生理性黄疸消退后又出现持续性黄疸。

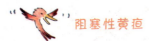
阻塞性黄疸

阻塞性黄疸多由先天性胆道畸形引起，以先天性胆道闭锁较为常见，其黄疸特点是生后1～2周或3～4周又出现黄疸，逐渐加深，同时大便颜色逐渐变为浅黄色，甚至呈白陶土色。

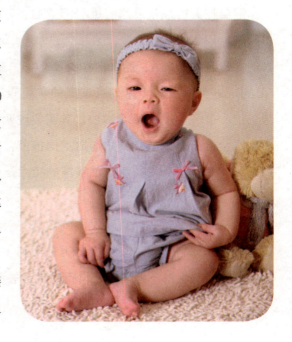
母乳性黄疸

这是一种特殊类型的病理性黄疸。少数母乳喂养的新生儿，其黄疸程度超过正常生理性黄疸，原因还不十分明了。其黄疸特点是：在生理性黄疸高峰后黄疸继续加重，胆红素可达10～30毫克/分升，如继续哺乳，黄疸在高水平状态下持续一段时间后才缓慢下降，如停止哺乳48小时，胆红素明显下降达50％，若再次哺乳，胆红素又上升。

母乳性黄疸是一种以间接胆红素增高为主的高胆红素血

症，发生率较高，其发生原因到现在还不十分明确。有人推测母亲奶中含有一种激素，这种激素可以与间接胆红素竞争与肝内葡萄糖醛酸转移酶的结合；还有人认为母乳中的脂肪酸可以抑制肝内此酶的活性，这两种情况都可使间接胆红素不能转化成直接胆红素，因而引起高间接胆红素血症。目前多数人认为母乳性黄疸主要是因小肠对胆红素的吸收增加，致使胆红素的正常肠肝循环增加所引起。总之，有各种病因学说，但都不能肯定。

病理性黄疸不论何种原因引起，严重时均可引起"核黄疸"，其预后差，除可造成神经系统损害外，严重的可引起死亡。因此，新生儿病理性黄疸应重在预防，如孕期防止弓形体、风疹病毒的感染，尤其是在孕早期防止病毒感染；出生后防止败血症的发生；新生儿出生时接种乙肝疫苗等。家长要密切观察孩子的黄疸变化，如发现有病理性黄疸的迹象，应及时送医院诊治。

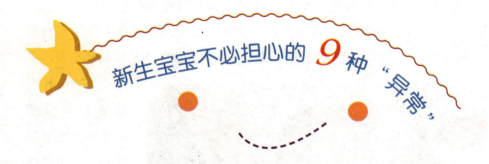

新生宝宝不必担心的 **9** 种 "异常"

宝宝终于出生了！对于他的一切，新手父母都感到新鲜，当然，对于那些小异常，他们也会感到担忧。

◆ 不停打嗝

我的宝宝经常会打嗝，每到这个时候，我婆婆就让我用小被子把宝宝包住，说是宝宝受凉了才打嗝的，可是我这么做了也没什么用。

大部分宝宝都会时不时打嗝，有的甚至在妈妈的肚子里就会打嗝。打嗝的原因很多，一般是因为消化系统受刺激而引起的。打嗝不是病，随着宝宝的长大，神经系统及消化系统发育完善，打嗝自然会消失，不必紧张。如果宝宝打嗝，可以将他竖起来轻拍背部，也可以让宝宝喝几口母乳或白开水。

◆ 脸上、身上长了那么多的毛

我的宝宝出生后，身上长有很多毛，尤其是额头和耳朵，密密麻麻的。宝宝的皮肤不是应该很柔软很光滑的吗？我的宝宝怎么像个小毛孩？

保健医生的解释：有些宝宝刚出生时，全身都覆有纤细柔软的柔毛，以额头、耳后、背部为重。这是因为胎宝宝在母体内，全身都布满了胎毛。胎毛在母体内脱落后，会再长出柔毛。通常家长所看到的宝宝身上的毛大多为柔毛，这些毛发缺少色素，无髓质，生长潜力有限，一般两个月后就会逐渐脱落，所以不必担心。

◆ 一脱衣服就看见皮屑扑簌簌地掉下来

每次给宝宝洗澡、换衣服时，宝宝身上的皮屑都会随着衣服飘落下来，身上尤其是肩膀上有一层白白的皮屑。宝宝的皮肤是不是特别干？

宝宝皮肤表皮的角化层发白还不完善，既薄又易脱落，而且皮肤表皮和真皮之间的基底膜不够发达，细嫩松软，表皮脱落的机会就更多。另外，宝宝出生前处在温暖的羊水中，出生后受寒冷和干燥空气的刺激，皮肤会收缩，也容易脱皮。这种情况只要注意皮肤的清洁就可以了，千万不要撕扯即将脱落的表皮，

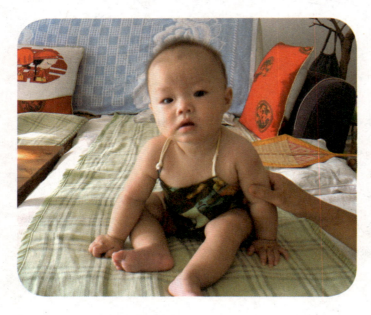

以避免外来的感染和损伤。

◆ 打喷嚏、流鼻涕

宝宝刚出生没几天，就打了好几次喷嚏，有一次还打出了好些鼻涕，该不会是感冒了吧？宝宝这么小，生病了该怎么办？

新生儿偶尔打喷嚏并不是感冒的症状。宝宝的鼻腔内血运丰富、鼻腔狭小，又没有鼻毛，外界微小的物质刺激鼻黏膜或受冷气刺激，都会使鼻子因受到刺激而打喷嚏。

◆ 下巴不时抖动

我发现宝宝的下巴经常会抖动，就像我们觉得冷的时候牙齿发抖那样。我以为是给宝宝穿少了、盖少了，又给他加了衣服和被子，可发抖的现象还是有，是不是宝宝身体出了问题？

新生宝宝听到外来的声响时，往往会全身抖动，四肢伸开一些，细心的家长还会发现宝宝下巴时常抖动。这些现象都是由于新生儿神经系统尚未发育完善，受到刺激引起的兴奋泛化造成的。有的老人建议把宝宝用包被包裹住，这样能避免宝宝受到惊吓。但一定不要把宝宝裹得过紧，否则会限制宝宝的肢体活动，影响宝宝的生长发育。

◆ 肚子老是咕咕响

我的宝宝平时肚子里经常会发出咕咕的响声，而且声音挺大，他躺在床上，我们坐在他旁边都能听见很明显的声音，不知道是什么原因。

很多家长都能听到宝宝的肚子咕咕响，尤其是在给宝宝喂奶的时候。这种声音是宝宝的肠鸣音，是由于宝宝腹壁薄，肠蠕动快造成的，属于新生宝宝的正常现象，不必为此担忧。

◆ 头发又细又黄，还掉头发

我的宝宝头发不太好，又细又黄，而且掉头发，每次睡觉起来，都能在床上发现不少他掉下来的头发。这是不是不正常？

有些宝宝出生时头发呈金色或茶色，这多半是因为毛发一直浸泡在羊水中而未接触空气造成的，宝宝出生后，头发接触到了空气，就会变得

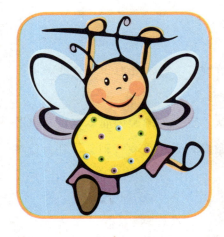

越来越有韧性，颜色也会慢慢变黑。头发脱落较多主要是因为刚出生的宝宝处于休止期的头发多于生长期头发而造成的。

◆ 脸上长了很多小疙瘩

我的宝宝自从出生后，脸上就一直有这样那样的小毛病。先是长满了白色的小疹子，然后脸上又出现一片片的红斑。宝宝还小，不敢给他随便抹药，不知道该怎么办。

部分刚出生的宝宝鼻尖或小脸上长满了黄白色的小疹子，这种疹子叫做粟粒疹，是由于宝宝反脂腺分泌旺盛造成的。一般来讲，粟粒疹在宝宝出生后2~6个月时就会自行吸收，千万不要用手去挤，以免引起局部感染。

有的宝宝头部、面部、躯干和四肢等部位会出现大小不等、边缘不清的多形红斑，这是由于宝宝皮肤表面的角质层还没有完全形成、皮肤娇嫩造成的，即使是轻微的刺激也会使宝宝的皮肤发生充血，不过，这些红斑不会让宝宝感到不舒服，而且两天内就会自行消退。

◆ 睡着了还在使劲儿

宝宝睡着的时候，经常发现他睡得很不安稳，身子绷得紧紧的，小脸憋得通红。是不是宝宝的呼吸不正常？

很多新生宝宝总是使劲，尤其是快睡醒时，有时甚至憋得满脸通红。宝宝的这种举动并非不正常，而是在伸懒腰，是新生宝宝特有的一种运动方式。这种运动能使宝宝多吸进些氧气，使体内的新陈代谢得到增强。

满月宝宝出疹子一般无大碍

　　或许你会碰到这样的情况：宝宝刚满月，不知怎么回事，脸上、额头上都长了一些红疹子，这到底是怎么回事呢？

　　这样的情况，应该是婴儿痤疮，是不需要太焦虑的。

　　婴儿痤疮是新生儿从母体胎盘中带出来的激素造成的，一般来说都是发于出生后半个月到三个月，出现的位置大多在前额和脸蛋上，形状有白头、黑头、脓头。医学界认为，宝宝在未出生前如果从母体获得雄性激素过多，出生后就会出现皮脂腺分泌旺盛的情况，而宝宝的面部又是皮脂腺发达的部位，于是分泌过多的皮脂淤积在毛囊内，致使脸上隆起一个个小丘疹，从而形成痤疮。这是新生儿在生长发育期内普遍出现的症状，一般随着激素的代谢，痤疮在3个月后便会自行消失。

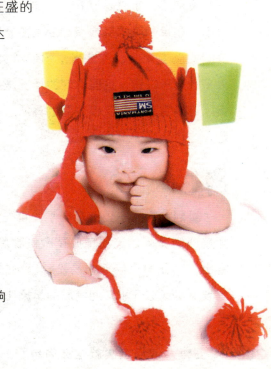

　　当然，不用担心不是指可以完全不管它。宝宝面部皮肤极娇嫩，如果护理不周，皮疹感染化脓、破溃，愈合后会留下疤痕，影响

容貌。所以提醒家长：首先，不要用手去挤，也不要乱用药。出现炎性脓疮时，如果感染严重，应在皮肤科医生指导下，合理应用药物治疗。

其次，要注意皮肤卫生。每天用温水给他洗脸，搽点儿婴儿香皂，轻轻搓洗后冲净擦干，然后再挤点儿乳液涂在脸上以滋润皮肤。

最后，要让宝宝多喝白开水，不喂糖水或其他饮料。妈妈也要注意膳食平衡，多吃些新鲜蔬菜及水果，少吃糖果及甜食，不吃高脂肪及辛辣食物，以保证乳汁的质量。

宝宝鼻塞不一定就是感冒了

鼻塞不一定就是感冒了，这一条规则特别针对新生儿。新生儿的鼻腔狭小，在鼻黏膜水肿或有分泌物阻塞时特别容易发生鼻塞。如果房间的温度太低，宝宝鼻塞的症状会更明显。不用担心，对于大多数孩子来说，这些鼻塞的情况是由于生理结构引起的，不是病。有的宝宝还常流出少量的鼻涕，干燥后成了鼻屎，颜色呈淡黄色，这也是属于正常情况。

 应对新生儿的鼻痂

看到宝宝鼻子里有鼻痂了，可先用手指轻轻揉挤两侧鼻翼，等到鼻痂稍微松脱后再用干净的棉卷出来。如果鼻痂不容易松脱，可先向鼻腔里滴一滴生理盐水或凉开水，润湿后的鼻痂比较容易松脱。

妈妈在日常照看宝宝时应该注意什么？

1.宝宝鼻子呼吸不畅，如果不影响吸吮的话，你可以试着垫高枕头，再观察一下情况。

2.当宝宝鼻塞严重时试着转变宝宝睡眠的体位，症状会减轻一些。

3.当宝宝吃几口奶就停一会儿用嘴呼吸一下，或者边吃奶边哭，很可能是鼻子被鼻涕或鼻痂堵住了，要注意清理。

 区别鼻塞的异常情况

1.如果鼻涕很多、颜色澄清，或干结后鼻屎堵住鼻孔，宝宝只能不停地用嘴呼吸，这时需要考虑可能是伤风感冒了，应该及时去就诊。

2.如果流出的鼻涕有臭味、带血丝，鼻子肿胀，有可能是鼻子内有异物。

3.新生儿鼻塞时间长，用过一些办法无效，这时需要排除新生儿腺体肥大的可能，可以请耳鼻喉科医师会诊。

巧治新生儿腹胀

　　腹胀通常有主观上的不适感觉。由于新生儿无法表达主观感受，同时正常新生儿本身可存在生理性腹部膨隆，因此，判断和处理宝宝腹胀的关键，不是单纯看宝宝是否有腹部膨隆，而是看是否合并有其他异常现象。

 ### 为什么会发生腹胀情况

　　正如前述，正常新生儿存在生理性腹胀，尤其是不成熟的早产儿，在喂奶后可见轻度到中度的腹部膨隆。这种现象与新生儿以腹式呼吸为主，消化道产气较多有关。如果宝宝哭吵过度、喂奶方法不当而使其摄入过多空气或喂养过度，或者严重便秘而没有及时帮助排便等，腹胀症状可能会加剧。

如何处理新生儿腹胀

　　一般情况下，只要宝宝无不适表现，吃奶好，无明显呕吐，大小便正常，尤其是精神状况及生长发育正常，那就没必要做任何处理。

　　如果腹胀同时存在其他不适症状或体征，如吃奶差、明显呕吐、大便异常、异常哭吵、体温异常，等等，应及时到医院检查。

教妈咪一招：巧治宝宝腹胀

将双手对掌用力搓，等掌心发热有烧灼感时，将右手或者左右掌心按于宝宝腹部，以肚脐眼为中心顺时针按摩，按摩至宝宝要大便或排气为止。注意，手法一定要轻柔。

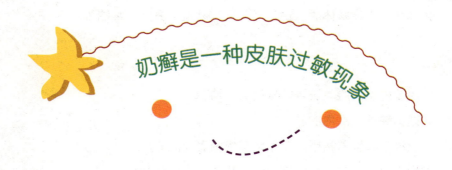

奶癣是一种皮肤过敏现象

奶癣即婴儿湿疹，是婴儿期的常见问题，多在生后1～2月开始，1～2年内消失。皮肤的表现为小米粒大小红色丘疹，表面可有小白点，婴儿无自觉不适。严重者可出现渗出、结痂，甚至继发感染，婴儿可能有烦躁不安症状，甚至影响睡眠和进食。

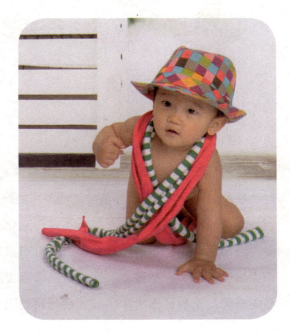

 宝宝奶癣生长部位

1.最先出现部位——面颊（小红疹），再是额、颈、胸部。

2.小红疹转变为小水泡，破溃后流水，之后可结成黄色痂皮，可能会反复发作。

奶癣是一种皮肤过敏现象，确切的发病机理尚不清楚，奶癣现象一般提示以下两个问题：

1.食物中存在过敏原。配方奶以牛奶为原料，所以人工喂养更容易发生湿疹。母乳喂养在妈妈食用海鲜、牛奶后容易发生。

2.婴儿属于过敏体质。这类婴儿更容易发生鼻炎、哮喘等。

 如何护理有奶癣的宝宝

1.用温清水洗脸、洗澡，保持皮肤清洁。

2.选择纯棉制品内衣。

3.勤给宝宝修剪指甲，避免宝宝抓搔患处。

4.室内温度不宜过高，否则会使奶癣部位痒感加重。

如何让孩子远离痱子的骚扰

幼儿新陈代谢率高，容易出汗。盛夏酷暑，气温升高，加上衣着不当、运动量大和哭闹等原因，汗液分泌增多，如果护理不当很容易生痱子。

幼儿的痱子表现与成人有所不同，变化较大。新生儿或婴儿生的痱子多为细小透明的小水泡，颜色发白，分布密集，俗称白痱子，多发生于孩子突然出大汗、穿戴过多、强烈日光暴晒或服用退热药以后。白痱子一般不痛不痒，无明显不适，1～2天后可自行吸收，留下少许白色糠状鳞屑。

一般不需特殊处理。

大一些的孩子，痱子表现与成人相似，表现为皮肤表面红色小丘疹或丘疱疹，常突然出现并迅速增多。有的融合成片，以脸、颈、胸及皮肤皱褶处为多，伴有明显瘙痒感和灼热感，汗液浸湿后可有刺痛。孩子因此烦躁不安，睡眠时惊哭，乱抓乱挠。这种类型的痱子最为多见，俗称红痱子。

对此，应注意保持皮肤清洁，每日数次用温水洗澡，洗澡后将身体擦干，局部搽痱子水等搽剂。这类药水对皮肤略有刺激，搽后可有暂时疼痛，孩子因此会哭闹，但很快就会消失。为防止过敏，这些搽剂不宜随便使用或频繁更换。使用新牌子的搽剂，应先在局部试验一下，证实没有过敏反应后再用。

痱子继发细菌感染，红色丘疹顶端出现黄色脓头，即为脓痱子。如处理不及时，感染范围扩大，可形成皮肤疖肿，伴有发热、局部疼痛等症状。此时，除了注意保持孩子皮肤清洁外，应给予抗感染治疗。疖肿早期不宜挤压，尤其是头面部血管丰富，与颅内交通，疖肿受到挤压，细菌极可能趁机进入颅内，造成危险的颅内感染。疖肿局部可用硫黄鱼石脂软膏外敷。待疖肿成熟后，采取切开手术，将脓液引流出来。

此外，脓痱子还可继发或诱发脓包疹甚至败血症、肾炎及化脓性脑膜炎。所以痱子虽小，却不可轻视。盛夏酷暑，应未雨绸缪，采取有效防治措施。

首先，应适当控制孩子户外活动时间和活动量，居室内注意保持通风凉爽。每日为孩子洗1~2次澡。水温不宜过冷或过热。过冷会使孩子皮肤毛细血管骤然收缩，汗腺孔闭塞，汗液排泄不畅，致使痱子加重；过热则刺激皮肤，使痱子增多。

其次，孩子夏天衣着应宽松、肥大，经常更换。衣料应选择吸水、透气性好的薄型棉布。不要让孩子成天光着身子，以免皮肤受到不良刺激。

第三，注意饮食卫生。给孩子吃些清淡易消化的食物，营养适当，可多补充富含蛋白质和维生素的食品。饮食中还应补充适量盐分，适当喂服藿香茶、绿豆汤、金银花露等防暑降温饮料。

第四，加强皮肤护理，保持皮肤清洁。不要给孩子多搽粉类爽身用品，以免其与汗液混合，堵塞汗腺口，导致出汗不畅，引起痱子。还要勤给孩子剪指甲，保持双手清洁，以免孩子因痱子瘙痒抓挠皮肤引起细菌感染。

新生儿抖动是怎么回事

宝宝刚刚出生，很多细心的父母经常会发现，在打开小宝宝的被子，或不远处有一点儿声音时，他就会全身快速地抖动。是不是宝宝胆子太小了，外来的声音把他吓着了？其实是另有原因的。由于新生儿神经系统发育不完善，受刺激引起的兴奋容易"泛化"，表现为在打开新生儿包被或有大声、强光、震动以及改变他的体位时小儿会抖动起来，出现粗大震颤样自发动作，或缓慢的、不规则的、抽搐样的手足动作，甚至有时可见踝部、膝部和下颌的抖动等这些无意识、不协调的动作，这通常被称做"惊跳"。由于这些都是由大脑皮层下中枢支配的，所以在新生儿期出现并没有病理意义，家长不必紧张。新生儿出现惊跳时，只要用手轻轻按住他身体任何一个部位，就可以使他安静。没有裹包被的新生儿，只要扶住他的双肩或将一双小手交叉按在胸前，也可以使他安静下来。新生儿惊跳对脑的发育没有影响。

但新生儿的惊跳仍需与惊厥相区别。如果包被打开后，发现宝宝两眼凝视、震颤，或不断眨眼、口部反复地做咀嚼、吸吮动作，呼吸不规则并伴皮肤青紫、面部肌肉抽动，或突然出现肌张力改变，比如四肢持续性的强直，或反复出现快速的某一肢体或部位抽搐，以及阵发性痉挛等，这些是新生儿惊厥的表现，提示宝宝患有某种疾病，要及时请医生诊断治疗。

新生儿惊厥病因很多，有时几种因素同时存在，明确病因是进行特殊治疗和估计预后的关键。常见的病因有：新生儿窒息引起的缺氧缺血性脑病，重者可以死亡；分娩时产伤引起颅内出血，多见于体重较大的足月儿；早产儿脑室周围和脑室内出血，早产儿脑内此区域有丰富的毛细血管，对缺氧、酸中毒极为敏感，易出血；感染，新生儿尤以化脓性脑膜炎最多见，也可由一些病毒感染引起；这些都可引起新生儿惊厥。有些是由于代谢异常如低血糖、低血钙、低血镁、高钠和低钠血症、维生素B_6缺乏，氨基酸代谢紊乱均可引起新生儿惊厥；如果妈妈在分娩以前用过某些药物麻醉药或巴比妥类药物，胎儿通过胎盘接受了该药物，出生后由于不能继续接受药物供应，也可发生惊厥；

还有一些是由于严重的高胆红素血症，大量游离胆红素通过血脑屏障沉积在脑基底节，影响脑细胞的能量代谢而出现神经系统症状，表现为惊厥等。

惊厥对新生儿以后脑的发育有影响，有可能产生神经系统的后遗症，所以如果发现宝宝发生惊厥或不能确定是否为惊厥，应尽快到医院看医生，赶紧寻找病因并立即给予治疗。

给宝宝洗澡能驱"无名热"

新生儿有时会出现"无名热"，这与没有给他洗去胎脂有关。所以在新生儿时期，常洗澡不仅能减少皮肤感染的机会，还能及时去除胎脂，避免"无名热"的发生。

新生儿出生后，全身皮肤都被厚厚的胎脂所覆盖。胎脂有保温的作用，可以防止新生儿初期因产热少、散热快而导致的不协调现象，使体温保持在正常恒定范围。随着宝宝出生后体内环境的改变，以及喂奶、哭闹等一系列活动的出现，机体代谢功能逐渐增强，同时能靠呼吸、辐射、出汗等方式散发热量。但在新生儿后

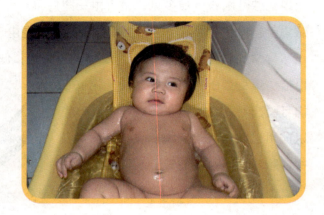

期，由于汗腺发育还不全，机体主要靠呼吸和辐射散发热量，这时的胎脂作用却已消失。如果仍有大量胎脂覆盖，就会影响辐射散热和汗腺的蒸发，反而易使机体产生的热量不能尽快散发，这就是引起新生儿出现无名热的主要原因。

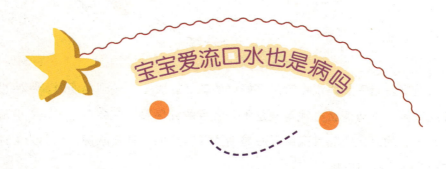

宝宝爱流口水也是病吗

很多宝宝经常流口水，有的成人还特别喜欢摸、捏宝宝的面部，弄得满手都是口水，遇到这种情况该怎么办呢？

专家告诉我们，新生儿唾液腺没有发育完善，分泌量较少，口腔比较干燥；随着宝宝长大，一般到4个月，其唾液量增多，但吞咽功能不强，故常有口水从唇边向外流出；到6个月左右，口水会更多。如果成人喜欢摸、捏宝宝的面部，会更刺激了腮腺，加重了流口水，应予以注意。当宝宝因细菌或病毒感染发生口腔炎症时，口水也会增多，这种情况要去医院检查治疗。

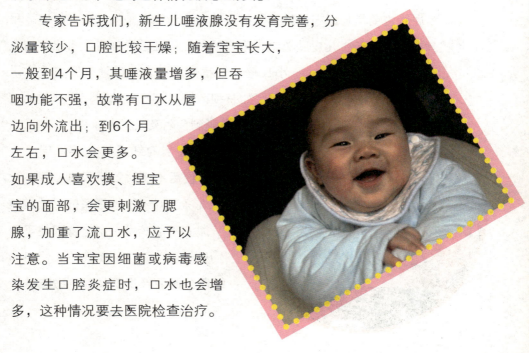

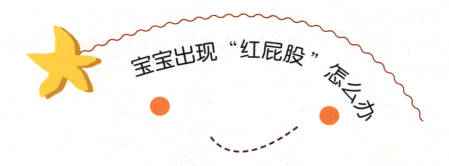

宝宝出现"红屁股"怎么办

有好多新手妈妈说宝宝怎么好好的就红屁股了，一到小便时，宝宝就开始哭闹，这可怎么办呢？要是不管宝宝的红屁股，它会自己好吗？会有什么严重的后果吗？其实红屁股是新生儿常见的一种皮肤病，也称为"尿布疹"或"尿布皮疹"。

红屁股原因

红屁股主要是与尿布接触部分的皮肤发生边缘清楚的鲜红色红斑，呈片状分布。加上新生儿皮肤柔嫩，很容易发生臀红，局部皮肤可出现红色小丘疹，严重时皮肤糜烂破溃，脱皮流水。

如有细菌感染可产生脓包，更严重的可蔓延到会阴及大腿内外侧。

宝宝的红屁股主要是因为大小便后不及时更换尿布、尿布未洗净、对一次性纸尿裤过敏致使尿液不能蒸发，宝宝臀部处于湿热状态，尿中尿素氮被大便中的细菌分解而产生氨从而刺激皮肤所致。

如何预防"红屁股"

首先选用尿布要注意用细软、吸水性强的纯棉布，最好用白色或浅色的旧床单、棉衬衫、棉布裤制作尿布。如发现小儿对一次性纸尿裤过敏应立即停止使用。不要用深颜色的布料，尤其是黑、蓝色的新粗布，这种布不易吸水，而且容易擦破小儿的皮肤，不利于观察大便颜色。

尿布要勤换洗，每次尿湿后应立即更换。每次大便后，用温水冲洗臀部及外阴部，并轻轻擦干，涂上些爽身粉和消毒过的植物油，对于腹泻的小儿更要注意。

如何对待"红屁股"

已经出现红屁股时不要用热水和肥皂洗，要在换尿布后在红屁股处涂上鞣酸软膏或消过毒的植物油。有糜烂时可将患儿伏卧，用普通的40瓦灯泡照射，距离30~50厘米，每次30~60分钟，使局部干燥。照射时需要有专人守护，避免烫伤。只要在治疗的同时注意护理好臀部的皮肤，臀红很快就会好转。

其实只要家长精心护理，臀红是完全可以避免的，所以诸位家长一定要做好预防工作。

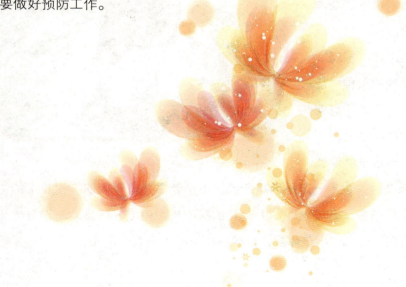

遇到宝宝发烧该怎样对待

刚出生的宝宝，由于体温调节中枢功能尚未发育完成，体温变化较成人明显。宝宝一旦有体温升高的情形，到底是非病理性发热，还是染病性发热？常让父母摸不着头绪。专家建议，正确量体温，仔细观察孩子活动力，面对"烫手山芋"，家长可以不必慌张！

许多儿童疾病，"发烧"是最常见的症状之一，在小儿科医师门诊中，至少有80％以上儿童，是以发烧作为主诉的。

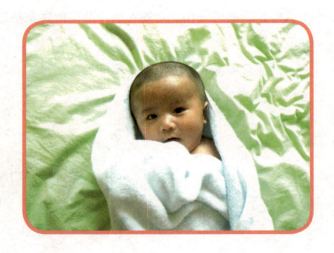

事实上，"发烧"是儿童生理的一种"征兆"反应，不是所有疾病都会造成小儿发烧；同样地，当孩子体温超出正常标准时，也不一定是因病所致。由于新生儿位于大脑下视丘中的体温调节中枢尚未发育成熟；加上婴儿的新陈代谢较成人旺盛，制造身体热能的作用很强，所以小孩体温，普遍会比成年人还高一点儿。

专家指出，控制人类体温的调节中枢，位于脑部的下视丘，在正常状态下，体温多被控制在一稳定、合理范围内。影响人体产热与散热的因素很多，如环境温度、情绪、压力、饮食、穿着、运动、疾病等，都会影响人体体温调节。

专家表示，人体为了使体内细胞维持正常运作，会自动透过位在脑部下视丘的"体温调节中枢"，把体温设定在正常、合理且固定的范围内。之所以会引起发烧现象，是因为当病毒或细菌入侵人体时，会释放出一些介质与毒素改变大脑中的体温调节中枢，使大脑的体温调节中枢产生温度误判。而宝宝正常体温应该是37℃才对，但当人体类似"恒温装置"的体温调节中枢失调，会使大脑误以为39℃或更高的体温才是正常的。专家进一步解释，因疾病所引起的发烧，是先由细菌或病毒入侵人体，产生某些诱发体温变化的介质，而后经由血液循环，到达大脑下视丘的体温调节中枢，使其重新设定基础温度

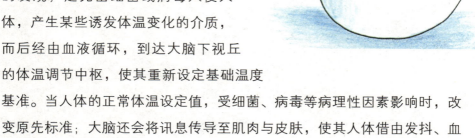

基准。当人体的正常体温设定值，受细菌、病毒等病理性因素影响时，改变原先标准；大脑还会将讯息传导至肌肉与皮肤，使其人体借由发抖、血管收缩、打寒战等生理反应，表达发热症状。

专家强调，小孩子不是只要生病，就一定会发热，"即使不发热，也有可能得到严重的疾病"。另外，发热的温度越高，也不代表就病得越严重，发热只是许多疾病过程中的衍生现象，是一种自我保护效应，并不代表疾病的严重度。